U0011737

破繭而出的蝴蝶

作　　者──孫中光

推薦序

如果，蝴蝶翩翩

楊惠君　非營利媒體《報導者》總主筆

在媒體工作超過二十年，因為主跑醫療和社福新聞，採訪過無數的病友和家庭，許多父母因病兒而湧生出的決心和力量每每震撼我，不斷開啟我對生命潛能新的體悟與理解。事實上，我認為臺灣社會實質進步的根基便是繫於這樣社會共善的累積，而這股動能很大部分來自身臨生命難題的病家，他們願坦露或許難堪的處遇、他們願由承載自己的責任進而擔負整個社會的責任，而這樣的「挺身」，有時往往不盡然解決得了自家的難題，卻推開一道道窄門、讓社會溫暖善意滙流，滋養其他的家庭。

但我也必須坦承，二十多年來見證病家由考驗而創建的歷程中，我見過昇華的人性光輝、也見過變質的人性醜陋。美好如罕見疾病基金會，創辦人陳莉茵和曾敏傑同是罕病家長，因「救自己的兒子，一定要先救別人的兒子！」之念，從三千元開始「托缽」勸募、創建規模數億的基金會，二十多年來照顧逾六千名病友和家庭，從就醫、就學、就業到就養。遺憾者也確實不少，家長因病兒焦急募款獲得迴響，善款來得容易，原本一心為生病孩子求生存的單純初心起了變化，把不堪的處遇做為不當謀財的工具。「私心」是人性的盲點，特別在艱困時刻，試煉格外險峻，這樣的事件是採訪工作最大的風險，私利與公益在一線之間，報導是社會善意與制度建立的助力、也有可能淪於廉價的生命消費甚至愛心詐取，這讓我報導事關勸募的故事，都格外謹慎。

二〇一八年因為進行一個偏鄉早療的專題報導，在臺東基督教醫院小兒科醫師鄭弋引介下，採訪孫中光（孫爸）。鄭弋醫師有著俠女般的性格，正直敢言、熱誠好義，並且與孫爸有長年接觸和認識；那年，我和同事到孫爸在臺東創立的臺灣自閉兒家庭關懷協會小作所時，他們正忙著為孩子一圓到迪士尼樂園的夢趕著出貨，協會靠著孫爸到處去尋覓的臺東在地好食，由老師、教保員帶著孩子包裝、加工，自闢財源。來這裡的大多中重度自閉症，真能幫上忙的孩子很有限，多數仍得靠工作人員、家長、天使們實做。

為了募集讓孩子們去迪士尼圓夢的經費，當天大批的池上米到貨，孫爸忙著電召協會的天使們來趕工。那時我問孫爸：「這事（出國圓夢）是最要緊的事嗎？」募款出國的本質我有些疑問。記得孫爸這樣說：「為什麼？這些孩子因為生病、有身心障礙，就沒有做夢的權利呢？」

於是，採訪到一段落，我和同事也嘗試加入幫忙包裝的行列，結果笨手笨腳，速度、功夫都遜斃，隔天孫爸Line我，含蓄寫下：「謝謝你們幫忙，但你們包裝的白米一半袋口都鬆掉了。」做志工不能只靠誠意、還需要技術和專業的。我也永遠記得，那天，臺東縣民政處副處長歐斐君帶著幾個志願幫忙的年輕替代役大男孩到協會幫忙，傍晚時分，原本昏黃幽暗的小作所裡，因熱力四射映照出的魔幻時分。

「不想只靠愛心捐助，而希望能自食其力，靠著賣好東西來支持協會。」孫爸這個想法很有遠見。我看了許多只靠著受訪、陳述生命故事成立的組織或病友團體，在報導退燒後後繼無力，機構和協會若要永續，必須建立在社會真實的需求和信任之上。

我曾形容孫爸，「好像把所有的『小丑牌』都抽光了」，一身扛著癌症、眼疾、自閉孩和精神耗弱的太太，但無論在提到曾如何被過去共同努力的家長們離棄、兩個自閉症孩子阿策、阿湛如何公眾異樣眼光、甚至自己親人冷淡以對，卻從未沮喪失志、從未停下腳步，孫爸具有「開創性」超強能量的才幹，只不過被「病兒家長」的身分掩蓋。

這些年來，我隱約感受到孫爸的「急迫」，因為身上癌症如同不定時炸彈，憂心協會根基不夠穩固、籌建日間照顧大樓希望工程無著，當然還有陪伴阿策、阿湛倆兄弟可能被限縮的時光。但採訪孫爸的過程，我看見他身邊圍繞著天使，他們不只會喊加油、而願與艱苦人一起挑擔，像是阿策、阿湛幼稚園的園長阿嬤一家人；像是熱心號召年輕人一起協力的歐斐君副處長，他們願為無血親之人承擔，且不以行善之名，相信還有許多我未能見著的身影，他們都是孫爸「希望工程」的樑柱。

阿策、阿湛最愛畫如圓規分毫不差圓滾滾的毛毛蟲；腦子像有隱形Google地圖一樣，憑空就能把臺東市地圖畫在地板上，許多自閉兒擁有的能力不符主流社會生存的「規格」；不過如果社會可以滙聚善意、建置「非主流」孩子和家庭共融生活的環境、提供去除他們生存與生活的障礙，這些毛毛蟲，有一天也可能成蝶；而想像，一個蝴蝶翩翩的世界，會是多麼的美麗呢！

推薦序

花若盛開，蝴蝶自來

魏俊華　國立臺東大學特殊教育學系教授兼行政副校長

孫中光，我們都稱他「孫爸」，因為他是自閉症兒子的爸爸，帶著一個自閉症的孩子就很辛苦了，他卻有兩個。

臺東縣的特教界對孫爸都不陌生，因為他是「臺東縣自閉症協進會」和「臺灣自閉兒家庭關懷協會」的創會理事長、「中華民國自閉症總會」的常務理事，臺東縣各種特教和社福委員會的委員，也曾擔任過「國立臺東大學附屬特殊教育學校」的家長會長，現在雖然已經從國小幹事的公職退休，仍繼續擔任「臺灣寬心癌症關懷協會」臺東地區的志工。

因為教養兩個重度自閉症的兒子，他的體會自然深刻；他清楚的知道他的孩子，可能永遠是不會變成蝴蝶的毛毛蟲，為了他們的未來，也為了更多孩子的未來，他企圖打造一個包括「生產中心」與「日照中心」的共伴家園，安置這些有特殊需求的孩子，讓他們安居樂業、安生立命，但這個「希望工程」的願景是需要相當多的社會資源的，包括財力、人力和物力。《破繭而出的蝴蝶》這本書，我們看到了孫爸為了這個願景的付出與努力，有希望、信心和溫暖，也有挫折、難過和失意，但「禍兮福所倚，福兮禍所伏」，即使經歷過斷炊的危機、「抽中一張又一張的鬼牌」，孫爸沒有放棄希望，坦然面對諸多的橫逆和淬煉，在逆境中堅持自己的信念，鍥而不捨、集腋成裘，最後就如同一隻蝴蝶在繭中奮力的掙扎，終破繭而出，並從一隻醜陋的毛毛蟲蛻變成美麗的蝴蝶。

繼《想飛的毛毛蟲》後，這是孫爸的第二本書，全書包括七個篇章：在「一、故事最初的開端」中，孫爸曾有「我本將心向明月，奈何明月照溝渠」的失落，道出孫爸挫折失意後心情的轉折；在「二、被神遺忘的角落」中，孫爸思量為照顧偏鄉缺乏資源的臺東自閉兒，是協會努力的目標，期盼「每一個孩子，都能夠堂堂正正，挺起腰桿，有尊嚴的做人」，並描述了八位讓人心痛又感動的身障兒案例；在「三、身邊的最大助力」和「四、照亮前路，點燃夢想的星光」中，對一些一路相挺，給他支持和幫助的生命貴人，道出對人間處處真情的感恩；在「五、有朋自遠方來」中，我們看到許多飄洋過海的情義相挺，讓孫爸感念在心；在「六、非愛不可希望工程」中，孫爸的天使家園希望工程終於踏出了第一步，讓他有著天助自助、自助人助的喜悅；最後在「七、攜手同心，送愛到偏鄉」中，則是孫爸在獲得眾方的協助時，不忘對社會的反饋，顯現了孫爸的知足惜福與懷情感恩。

千里之行，始於足下，這本書讓社會大眾知道，在後山有一位自閉症的爸爸正在為一個「非愛不可共伴家園」汲汲努力，希望讓社會燃起更多的共鳴，書中有一句話：「請大家祝福我們！」我想孫爸不僅得到我們的祝福，他的「不忘初心，方得始終，初心易得，始終難守」。更獲得我們的肯定與敬佩；另外，懂得感恩的人不會辜負他人對自己的好，如同印度哲人泰戈爾說：「蜜蜂從花中啜蜜，離開時營營的道謝，浮誇的蝴蝶卻相信花是應該向他道謝的。」孫爸就如同蜜蜂，在受人點滴之恩後，涌泉相報，這也是我們從這本書獲得的另外一個體會與感動。

桃李無言，下自成蹊；花若盛開，蝴蝶自來，人若精彩，天自安排。所以花開蝶來自有安排，幸福果實何需強摘，先奉獻美好的自我，自然成就生命中的所願，那種獲得也更幸福，更美好。孫爸的汲汲付出，成就了社會資源與支持，也成就了自己的願景。書中的結尾：「不論是對於我，對協會的孩子們，以及許多受贈的學校和家庭，至少這一個冬天心是暖的，東部海岸線的風感覺似乎沒有那麼冷了。」看完這本書，我的心也真的滿溢盈盈的溫暖。

推薦序

一步一腳印的血淚付出

許中華　臺北市立聯合醫院林森中醫院區院長

認識中光以來，一直被他的真摯、努力、不畏艱難的心所感動，誰能像他在經歷兩個小孩皆為中重度自閉兒、協會經營舉步艱辛及自身罹癌等種種磨難後，還總能帶著陽光的笑容，精神奕奕地繼續為身心障礙的孩子們和家長們貢獻心力？

他不僅領著家長們，為孩子們安排現在的工作與生活，更縝密地為他們擘畫可以相互陪伴、獨立自主的長遠未來，還帶著孩子們參與為社會付出的送米活動等，這樣用盡全力想帶給孩子們釣竿，並教導孩子們懂得給予、感恩的信念，可以感受到他全方位為孩子們思量著想的用心。

從創辦協會、籌款借貸、開創非愛不可星兒手工作坊，至規畫建立結合生產中心和宿舍的「共伴家園」，從只收兩個孩子到擁有十五個孩子，到如今規畫收案五十個孩子，這一步一腳印的血淚付出，若非他有過人的勇氣與意志力，是無法達成的。

他的認真付出，大家都看在眼裡，疼在心裡，因此家長、朋友、社會大眾都願意支持他、協助他，協會、工作坊及募款的工作於是越來越上軌道。非常感佩他為身心障礙孩子們、家長們的奉獻，相信他所規畫的共伴家園計畫定能如願完成，讓孩子們將來都可以憑藉自身的努力，健康成長，開心生活！且共伴家園計畫也將成為一個非常好的榜樣，帶給同樣為身心障礙孩子們奮鬥的家長、老師、朋友們，永不退縮的力量及繼續邁步向前的勇氣。

推薦序

一輩子的挑戰，一輩子的生命歷練

王明泉　臺東大學特殊教育學系副教授

當孩子來到人間，來到每一個溫暖的家庭中，都是父母們珍貴的期待。這時只希望他能健康、平安、快樂地長大；當孩子進入學校，就希望他能完成一些基本的讀寫計算能力；當孩子通過一連串的考試，父母可能開始對他的期待越來越高，說話越來越急，彼此間的磨擦可能也越來越大。

若是孩子的情況出現非預期的想法及期盼，將會對父母產生不小的落差與失望。老天爺送給了孫爸爸兩個寶貝孩子，這兩個寶貝具有獨特的人格特質，學名稱之為「自閉症」，孫爸他們的故事也就此展開，一頁又一頁的情節仍然持續在進行著……為了幫助其他同樣的家庭和孩子，孫爸爸將他自己跟生命的搏鬥寫成了一本又一本血淚交織的書。

為了孩子的成長與發展，孫爸爸從資源不多的臺東，帶著孩子往返奔波到大都會進行各項早期療育，口語能力訓練加上語言溝通的加強，一路走來，沒有人知道他內心吞下了多少辛酸的淚水與無奈。自閉傾向需要早期介入與協助，讓孩子往常態方向發展，孫爸爸和許多身心障礙孩子的父母一樣，帶著這樣焦急的熱切盼望，不斷擠壓自己的情緒、時間和空間一路成長。

他將自己所碰到的各種壓力和困難的挑戰，悲中帶苦、化苦為樂的人生經驗，轉化成前進的動力與化解阻礙的力量，從小愛化為大愛。孫爸爸憑藉一己之力，努力爭取各項資源，讓臺東的自閉症孩子有了工作機會，有了相互依賴，生存與成長茁壯的場域。

孫爸爸也實現承諾，滿足孩子的期望，帶他們去國外走走，開展視野；要建構共伴家園，就是為了讓孩子能夠有一個生命延續、相互照顧與生產蓄養的生存棧點。他將自己的教養經驗和家長們相互分享，同時也為自閉症孩子的家庭四處奔走；他將一路上的辛苦淚痕化成溫暖和煦的陽光，不吝嗇的到處分享挫折經驗以及成長歷練。

他是一個平凡普通的公務員，為了幫助這群折翼天使早日建構共伴家園，讓孩子能培塑社區獨立生活，轉化成為生命的蛻變力量，提前退休將所有的退休金都投注到共伴家園的建設上，而且他的行善之心不落人後，對於需要幫忙的家庭，都是奔走衝刺在最前面，為其解決困難、籌募經費、調配人力與資源整合。

人類可貴之處，在於能體會到不同個體在生命中的浮沉動盪，孫爸爸也聞嗅到專業知識或許是助其昇華人生的一臂之助，目前在臺東大學進修特教專業知能，即將獲得特教研究所進修的碩士學位。

孫爸爸罹患癌症，承受身體上的痛苦，但是為了這一群自閉症天使，孫爸爸咬緊牙關，北來東返，進出醫院反反覆覆檢查身體與規律調養，他忍住苦、忍住無奈，因為還有很多事要完成，生命不該如此快速的中止，他只能咬牙吞苦，一步一步的往前衝。

我常常稱讚孫爸爸是一個非常堅強的鐵人，上天給了他生命的考驗，更給了他如此「偉大」的任務，非平凡之人是沒有機會體驗如此激盪昂揚的生命起伏的歷程與淬鍊。

我和孫爸爸是在一個開會的場合認識，那一天我對某一個議題提出看法，孫爸爸也提出他的想法，我們因為意見不同而產生想法上的衝突，後來經過說明與分享，也產生了新的共識：就是對身心障礙孩子的學習與發展，都是正面的期待，而不是負面的偏見歧異。

孫爸爸全心投入自閉症相關家長團體組織，用心用力耕耘，亦接受不少新聞媒體訪視與報導，更能感受到孫爸爸不僅對自己的兩位自閉兒子教養無止境地投入，對相同家庭的關心投入與奉獻付出，也是令人欽佩的。

孫爸爸是個有愛心、耐心的偉大大天使，他想要做的事太多，這一場病沒有打敗他，他越挫越勇，更覺得肉體生命的有限，思考眾多的方案讓共伴家園的概念更加成熟與穩健。

共伴家園已經開始動工，孫爸爸將其退休俸全數投入，往後的經費財力與人力資源將是一大挑戰。衷心切盼諸位讀者內存善念善思共同來相助，成就此一生命大願。

孫爸爸也提出他的想法，我們因為意見不同而產生想法上的衝突，後來經過說明與分享，也產生了新的共識：就是對身心障礙孩子的學習與發展，都是正面的期待，而不是負面的偏見歧異。

孫爸爸全心投入自閉症相關家長團體組織，用心用力耕耘，亦接受不少新聞媒體訪視與報導，更能感受到孫爸爸不僅對自己的兩位自閉兒子教養無止境地投入，對相同家庭的關心投入與奉獻付出，也是令人欽佩的。

孫爸爸是個有愛心、耐心的偉大大天使，他想要做的事太多，這一場病沒有打敗他，他越挫越勇，更覺得肉體生命的有限，思考眾多的方案讓共伴家園的概念更加成熟與穩健。

共伴家園已經開始動工，孫爸爸將其退休俸全數投入，往後的經費財力與人力資源將是一大挑戰。衷心切盼諸位讀者內存善念善思共同來相助，成就此一生命大願。

推薦序

給孩子一個希望

幸良玉　共伴家園益友

二〇二〇年九月十八日是值得紀念的日子，家裡來了一群最尊貴的貴賓，臺灣自閉兒家庭關懷協會的孫爸帶著他的孩子們，由遙遠的臺東親自來感謝大家為他們所做的一切（其實真的所做不多）。聽到這個消息，我強力推薦與希望孩子們來吃個飯，嚐嚐南部媽媽們的手藝。

當天一早，大家就好高興、好開心的忙著，因為我們知道這群孩子們要出一趟門不容易，集思廣益的想著要怎麼給他們最好的，看到大家燦爛的笑容，真的是言語無法形容的感動加感恩與感謝。

記得孫爸曾問我為什麼會想要幫助這群孩子們，我認真的想了一下，起先是經由神老師的臉書知道了在後山有個孫爸創立的這個協會，不捨的媽媽心不自覺湧上來就向他們買米，後來更揪團一起買，然而越深入了解就越覺得感動。

孫爸從小雙眼先天青光眼，一眼開刀多次失敗全盲，只剩一眼的視力，有兩個孩子卻都是自閉兒，太太受不了打擊，崩潰了，成了重度憂鬱患者，在他為了家庭負重前行時又發現自己罹癌，這個在世俗眼中真的是苦命中的苦命，歷盡磨難的男人，卻沒有被打倒，他由疼惜自己孩子的心看到了偏鄉自閉兒的艱難生活處境，不要說醫療了，就連日常生活都有問題，他創立了協會來提供協助，把協會的目標訂立在不能全部依賴捐款，要讓孩子有賺錢能力，希望能自立更生，所以要先找些可以增加收入的工作，當然也遇到了許許多多的挫折，可是也遇到了許許多多的貴人，辛苦、勤奮的走到今天。

他們賣最優質的米（真的很好吃），教孩子們怎麼包裝，他提供孩子們魚竿，而不只是給魚吃而已。罹癌後，孫爸思考著如果有一天他不在了，這群孩子怎麼辦？協會的地方是租的，不確定因素太多，所以他有了共伴家園的想法，建一個家，在父母都不在以後，讓孩子可以互相陪伴，互相照顧，也可以大部分靠著賣米的收入，自給自足，不會造成社會的負擔。孫爸，這個不會說好聽場面話，只會埋頭實作的爸爸，投入了他的所有，也放棄了再幾年就可以領月退俸的工作，而選擇提前退休，只因他要把握時間，為了孩子們的未來，把共伴家園建立起來。

二〇二一年十一月九日，我們再一次地來到臺東，這一次是見證協會歷史的時刻，心中充滿著喜悅與激動，我們拿起鏟子挖下非愛不可希望工程的第一鏟，很高興能夠參與這群孩子這一生中重要的盛事，這就是一步一腳印、平凡而偉大的孫爸，值得我們學習的孫爸，真切希望大家多多買他們的產品，當然也歡迎捐款給他們當建院基金，給孩子們一個希望，一個你我都覺得再平常不過的希望。

自序

行到水窮處，坐看雲起時

人如果沒有經歷過失敗的痛苦，永遠不會知道什麼是成功，以及成功的難能可貴；雖然我也不曉得，現在這個階段是否已經可以算是成功了？或者說距離成功究竟還有多遠？

所以即使我在這條路上多次跌倒，我也沒有時間喊痛和療傷，而且我更不能喊痛。在我開刀住院時，驚覺人生無常，才決定加快腳步，把握時間成立協會和「非愛不可星兒手作工坊」。協會成立這些年，收案的孩子越來越多，代表著我肩上的責任也越來越重，容不得我慢慢走；而這些失敗的經歷彷彿是老天特意的安排，成為我往後路上的生命養分，讓我的每一步走得更加堅實與平穩。

常看我們協會臉書的朋友們應該都有注意到，我很常說「只剩最後一哩路了」這句話。其實這也是用來自我鼓勵、自我催眠，幫我自己加油打氣的一種方法；我總是習慣跟早已累到無力的自己說：「距離目的地不遠了，只要再多走一步，多撐一下，只要再讓我多活一年、一個月、一天，我就可以多做一點事，多幫助一個家庭，多拉一個孩子一把。」

我因為這兩個重度自閉症的孩子而實際接觸到偏鄉，才曉得原來即使同樣是身在臺東，也有不同程度的城鄉差別，原來也有陽光溫暖不了的地方，和各種資源到不了的極度偏鄉，而且堪稱是「偏鄉中的偏鄉」。從內政部所公布的資料來看，臺東縣包括縣轄市的臺東市在內，一共有十六個鄉鎮市，除了臺東市和關山鎮，以及綠島鄉之外，其他十三個鄉鎮均被界定為「偏鄉」。

社會大眾對於「偏鄉」的認知大多只有模糊的概念，舉例檢說，北中南都會區的交通便捷，除了公車、捷運，還有中長途巴士、計程車、Uber、機車，甚至是Ubike……等各種形式的交通工具形成嚴密的交通網。尖峰時段，捷運平均兩三分鐘就有一班，公車也是十分鐘內便會發車一次，離峰時段至少半小時也有一班，計程車、Uber和小小黃Ubike更是滿街跑。

但是臺東公車班次極少，市區最多四～六個班次，我們協會裡有個孩子家住在東河鄉，之前一天還有三班公車，現在因為搭乘人數太少，已經改為一天只有一班公車。除非自己家裡有交通工具，或是有人願意協助接送，否則對於身障者和他們的家庭來說，要出一趟門，真的不是一件簡單容易的事，這些微不足道的小事對於住在都會區的人來說根本是難以想像。

身心障礙的孩子已經屬於先天弱勢的一群了，加上臺東狹長的地理環境和就業人口比例，以及家庭成員組織，形成單親、低收、隔代教養的例子比比皆是，這是後天經濟上的弱勢。這樣的家庭要維持三餐溫飽尚且有困難了，更遑論對孩子進一步的照護與安置？家裡有自閉兒的父母們，年紀大時多半會將這個孩子托付給自閉兒的其他手足來照顧，身為自閉兒的兄弟姊妹，從此便得犧牲自己的人生，代替父母背負這個責任，但如果沒有兄弟姊妹的人又該怎麼辦？而協會裡的「後天手足」因為情況接近或相似，在工作上，彼此的優缺點互補，反而可以互相包容，互相照顧。

我們協會裡有個孩子的父親是種釋迦的，一整年的收入僅有七、八萬，加上打零工的長子每月約有一萬塊薪水，和領有殘障手冊的協會孩子，每個月有五千多塊的政府補助，以及協會的作業獎勵金，三個人加起來一個月的收入和補助金總和約為兩萬出頭，這樣微薄的收入要維持一個家庭的基本生活開銷，談何容易？

但他絕對不是唯一，也不會是最後一個弱勢的案例。因此，我只能竭盡所能，誠心廣邀四方好友來幫助這群孩子建立一個「共伴家園」，請大家給他們一根釣竿，給他們一個工作機會，一個得以安身立命的場所，能夠發揮自我長處的舞臺。我希望這些孩子們能夠靠自己釣魚來吃，像其他一般人一樣，能活得有尊嚴，不要過著手心向上，靠人幫助的那種日子。

很多人跟我說過：「理事長你真的很會募款。」但我認為，我不是個天生很會募款的人，我只是與人相處時，以誠相待，這一切都要感謝社會大眾對我的信任。而且「理事長」的職稱對我而言，只是一個「做事的人」，並沒有什麼光環，我最在乎的是：我所做的事成就了多少家庭？況且，人都終將一死，百年之後不過是一抔土，所有的功名利祿，是非成敗轉頭空。

這一路走來，跌跌撞撞，有得有失，曾經對於受傷、失敗的經歷耿耿於懷；也曾經糾結於許多恩怨與執念。但願未來我也能和孩子們一樣破繭而出，化蛹成蝶，放下一切紛擾，修煉到「古今多少事，都付笑談中」的豁達境界。

目次

推薦序
如果，蝴蝶翩翩 …… 003
花若盛開，蝴蝶自來 …… 009
一步一腳印的血淚付出 …… 013
一輩子的挑戰，一輩子的生命歷練 …… 015
給孩子一個希望 …… 021

自序
行到水窮處，坐看雲起時 …… 025

故事最初的開端
協會成立緣起 …… 036
面臨生死方才轉念 …… 040
成功是不斷失敗的累積 …… 046

被神遺忘的角落
臺東幅員廣闊，多屬偏鄉地區 …… 054
身心障礙孩子，竟無容身之處 …… 060
二十一歲才開口說話 …… 066

目次

長期深受失眠所苦……075
等不及共伴家園成立……081
深山部落的堅強女孩……087
迎接生命中的燦爛陽光……091
孩子慢慢來，我們會等你……096
永保開朗樂觀的笑容……100
一起上班最開心……105
建立共伴家園，刻不容緩……111

身邊的最大助力

共患難的革命情感……116
以一抵十，具同理心……122
堅強後盾，專業指導……125

照亮前路，點燃夢想的星光

慈悲大愛，人間天使……130
緊急救援，度過危機……135
迪化商圈，暖流匯聚……140
循序漸進，站穩腳跟……144

得之於人者太多……147
引薦貴人，多所助益……152
良師益友，真心「交陪」……158
一路走來，情義相挺……162
訂單爆增，有如「神」助……168
知足、知不足、不知足……173

有朋自遠方來

芸芸眾生，有緣相會……180
臺灣最美的風景……188
眾人之事眾人扛……196
最感動的父親節……200
星兒的建築師媽媽設計希望工程……207
情同家人的暖心相助……211
飄洋過海的真情……215

非愛不可希望工程

蛻變．起飛……220
天助自助者，自助人恆助之……224

共伴家園的第一步……229
取名為「非愛不可社區日間服務中心」……238

攜手同心，送愛到偏鄉

您買月餅我送偏鄉……242
千里之行，始於足下……248
寒冬送好米……252

故事最初的開端

協會成立緣起

這兩年，「社團法人臺灣自閉兒家庭關懷協會」募款購地的目標，就是想建立一個「共伴家園」和生產中心，希望未來能讓這群患有先天性障礙的孩子們在此安身立命，也能和我們一般正常人一樣，靠自己的雙手打拚，賺取自己的生活費，努力工作，努力生活，不必一輩子依賴父母，只能躲在家裡或是緊跟在家人身邊，也不用長期仰賴政府單位和社會大眾的援助，成為大家口中的「負累」。

我們家的孩子，要用大家給的釣竿，翻轉命運和未來，同時改變自己的世界。

為了這根釣竿，也為了替無數個家庭打造一個希望，建立一個成功的模板，這其中隱藏著成千上萬個感人的小故事，更有許許多多和你我一樣的平凡人一直默默地低調行善。我非常想將這些故事一一展露在社會大眾眼前，同時也可以向長期以來用各種方式支持我們的善心朋友和企業單位報告，我們協會從過去、現在，以及未來努力的方向與計畫，也才有了這本書的存在。

之前我的第一本書《想飛的毛毛蟲》出版之後，有一些原本不認識協會，經由媒體報導而看到訊息的家長們好奇地問我：「孫爸，你的兩個孩子都是中重度的自閉兒，可是你為什麼不專心照顧自己的兩個孩子就好？反而要費盡心思，千辛萬苦的成立一個自閉症家庭關懷協會，來照顧這群在身心方面有障礙的孩子們？甚至還要進一步去照顧他們的家庭？」

從我自己的兩個孩子身上，再看到這群孩子的遭遇，其實他們才是更需要大家共同來幫忙的；比起那些弱勢的家庭，我還有一份穩定的工作和收入，相較之下，我算是有能力的。

我心裡的想法很簡單：「救一個也是救，救一群也是救，既然我有這樣的想法和能力，怎麼能不伸手拉這些孩子們一把呢？如果真的成功了，那麼對於這些自閉症患者的家庭來說，就能大大減輕所有家庭成員心理和肩上的重擔，那麼我又何樂而不為？」

許多認識我很久的家長們也許曉得，在民國一百年時，我曾經成立過「臺東縣自閉症協進會」，是比現在的家庭關懷協會成立時間更早之前。

當時也是經過多年的努力，和來自各界好朋友的大力幫忙，才成立了臺東地區第一個跟自閉症有關的協會，並且邀請了來自北、高兩地最優秀和最熱心的兒心科醫師、語言治療師、臨床心理師，每個月熱心的飛到臺東來，為臺東的星兒家庭提供各種建議與治療方案，並且舉辦許多免費的講座、治療課程與諮商，和家長們分享如何照顧、溝通與教養孩子們的最新治療資訊，為偏遠地區的家長們提供了莫大的幫助。

我在一〇三年檢查出肺部有腫瘤，並且確診得到肺癌去醫院開刀治療。那個時候，我原本以為協進會的家長們和我，大家都是一條心的，所有的家長們有著相同的想法，為了讓孩子們更好，願意為了共同的理想和目標而努力付出，全力打造孩子的將來。後來發現，這其實只是我自己一廂情願的想法，許多人與事，其實和我想像中的並不一樣。

有些家長的社經地位較高，不願意家中有自閉兒的事情被曝光，所以在理念上有很大的歧異。而且大多數的家長們只看到眼前當下的情景，滿足於當時協進會提供的早療復健和團體治療等相關課程的服務，因為能夠得到一些小小的喘息時間和空間，對他們來說就已經相當足夠。

但如果只為了眼前這些極小的理由和利益而裹足不前，身為孩子父母的我們，卻沒有積極且嚴肅的去思考未來五年、十年，甚至是更長遠以後的二、三十年後的情況，這才是讓我特別擔憂不已的地方。

面臨生死方才轉念

當家長們年紀大了，體力上無法再繼續照顧孩子，甚至是有一天，我們不得不拋下孩子，必須先行離開人世，我們的孩子該何去何從？又有誰能夠接下我們肩上的重擔和這個艱巨無比的任務，願意一輩子無條件的對他們好，妥善的照顧和保護他們呢？

政府的社福機構？孩子其他健康的手足？或者是任由孩子一個人在家自生自滅，最終流落街頭？

多年之後我再回頭細想，也許是當時那群家長的孩子都還太小了，讓他們無暇也無多餘的力氣深入思考這一層。而且孩子正處於早療的階段，在十多年前的那個年代，家長們對於早療的成效，以及孩子的痊癒仍然是深具信心，抱持著一絲希望的。

即使希望再渺茫，家長們都認為自己的孩子一定是那個極少數會好轉，能夠痊癒的百分之幾，沒有一個家長會願意接受，孩子的自閉症是永遠不會好的，我們只能夠盡力不讓他們的情況持續惡化。

真的是「可憐天下父母心」，而這也道盡了自閉兒家長們的共同想法與心聲。

可是對我而言，當時我正面臨生死攸關的時刻，即使從前的我來不及多想關於以後的問題，但是迫在眉睫的狀況，逼得我不得不去認真思考：即使我能夠幸運的完成手術，度過這一次危機，並且得到老天爺的眷顧，再

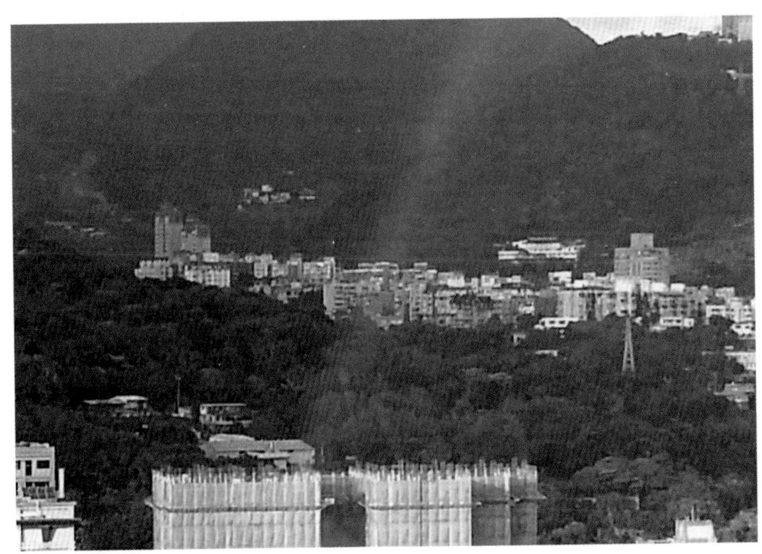

病房外望看到象徵希望的彩虹。

多活個一、兩年，但是我能夠撐到孩子們長大成人的那一天嗎？我還來得及看到他們從學校畢業，學會各種生活自理的技能，並且能夠找到願意照顧他們倆的機構，安排能夠信任的人代替我……

關於他們兄弟兩人的未來我還來不及做更多、更完善的規畫與安排，如果我就這樣走了，教我如何安心離開？我又怎麼能夠甘心就此閉眼？

在面臨生死的考驗前，每個人都是虔誠且卑微的，我只能不斷地祈禱，衷心懇求老天爺能讓我看見明天的太陽，能夠再多給我一點時間。那時候的我，在心中暗自下了一個決定：只要我能夠活下來，從此以後我一定分秒必爭，好好把握每一天，去做更多我想做的事情，幫星兒們爭取更多的權利。

很幸運的，我完成手術活了下來，也沒有產生嚴重的術後併發症，正當我想要好好把握剩下有限的時間，全力以赴，打造「星光農場」，讓家長和孩子能夠一起生活和工作，也讓家長們的擔子能夠減輕一些，對於茫然的未來不再那麼焦慮。沒想到，一場會員大會讓我感到灰心不已，同時也讓我看到存在於現實和理想之間的落差，更加看清楚我從未想過的「人性」。

原來大多數的人在爭議與衝突出現時，選擇了鄉愿與不願意得罪人的態度，即使有心中存有疑問，也不會願意挺身而出，將自己的想法誠實表達出來。

當時只是單純的想：我白天仍然在學校服務，只能利用下班後四點至六點到協進會處理會務。那時候一切才剛起步，非常需要一位全職的專業人力，且具有家長身分的人來協助協進會運作，如此才能和家長們同心同力一起前進。

正好有一位家長在身心障礙養護機構服務超過十五年，具有相當完整的專業背景，並可隨時掌握協進會工作同仁出缺勤狀態。可是當時的工作人員（非社工）卻不知所謂的職業倫理，私下向家長表示我將拉幫結派，這位工作人員擔心若有專職家長擔任主管，將不能再如此散漫，所以對家長們危言聳聽。

而家長們卻從未想過協進會是從零開始，我一步一腳印，每晚忙到凌晨一點多，可以說是用健康與生命在投入，只希望孩子們有一個未來。可是家長們卻誤以為我是要在協進會內建立自己的勢力，莫名害怕他們會因此遭到排擠而失去資源。於是當時在召開會員大會提出此項人事案時，有些家長就非常排斥這項人事案而百般阻撓，甚至聯合起來鼓動其他家長杯葛，最終在會員表決時贊同與反對票數各半，因為意見僵持不下，只能先擱置再行討論。

接著理事開票時，以票數順序排行我是第六位，當下非常心寒。只記得我拿起麥克風說：「我這樣拚了三年，甚至我都已經罹患肺腺癌了，只想找一位家長來幫助大家，並分攤我的工作量而已都不可得，大家都是家長，怎麼要分彼此呢？我為了個人健康考量，於一週後理事長交接完成，當日即辦理退會。」

在交接當天上午，我已經將所有物品清點完畢，也預備將鑰匙交給社工。沒想到，此時一位家長跑進來問我說：「孫爸，鑰匙呢？」

就是這句話讓我徹底寒心，「我本將心向明月，奈何明月照溝渠」就是我當時的心境寫照，這件事應該算是我第一次在這條路上跌倒的經驗。在我的觀念中，家長都很辛苦，我並沒有分彼此，更沒必要去建構所謂的個人勢力，現在回頭看此事，吃虧的還是家長。

那時候有幾個年紀比較大的家長在一起討論，想成立一座「星光農場」，當初的構想是大家一起湊錢買一塊地，並且讓父母和孩子共同在農場裡勞作，讓孩子可以擁有穩定的工作和收入，藉此教導孩子賺取自己的生活所得。

不過「星光農場」的想法不太成熟，身為星兒父母的我們，只是著急的想著該如何幫助孩子打造一個環境，一個可以讓我們在離開之後，孩子依然可以繼續工作下去的場所，卻忽略了這類孩子先天上就比較怕熱的特性。也幸好在我離開協進會時暫停此項計畫，正好可以讓我靜下心來審視是否可行，也因為這紛爭結束而有冷靜下來思考的機會，最終認為相當不可行決定停止該項計畫。我常在想，這件事情應該是老天所作出最好的安排，不然又是一大錯誤。

成功是不斷失敗的累積

在我手術開完刀之後，我離開了一手創立的「臺東縣自閉症協進會」，一邊調養身體，同時思考孩子們未來有什麼路可走。

在休養期間，幾乎每個月必須回臺北榮總複診與看中醫調理身體，剛好一位住新北市的家長，其母親也是癌友，巧合的是，我們還是同一位主治醫師，因此我幾乎每次回診都至他家中住一晚，隔天上午看完診後才搭火車回臺東。

我與這位家長常探討，要如何帶孩子走出一條路來，經過幾次討論後，我們決定靠自己的力量來試試看。於是我們後來找到連同我在內一共有十一個家長，大家決定每個人拿出五萬元，加上我的癌症理賠金二十萬，還有我的姊姊也拿出了十萬塊借我，在大家的熱烈期盼下，我們成立了「星媽希望手作工坊」，專門製作並且銷售鳳梨酥、蛋黃酥這一類的商品，同時還有兩個手藝較好的家長也一起加入烘焙工坊裡工作。

剛開始的時候，鳳梨酥和蛋黃酥禮盒的銷售成績非常好，彷彿讓幫大家打了一劑強心針，同時也讓我們看到一點點的希望，對於未來也不再感到那麼無助和悲觀。只可惜事與願違，糕餅類的甜點並不是屬於長銷型的產品，除了在逢年過節時大家比較會有送禮的需求，平日的銷售情況多半是很慘淡的。

儘管我們的口碑不錯，但是手作工坊在成立半年之後，還是因為遇到銷售瓶頸做不下去，所以我們只剩下兩條路可走：第一個是增資，另一個選擇是賣掉機器，解散工坊。

於是我決定北上向出資的家長們說明，也請大家做出決定。當我徵求大家的意見時，竟然沒有一位家長肯說話，都低頭不語，我心中真是五味雜陳。當初不是大家說好出資五萬買一個希望，即使失敗也心甘情願，而且當時出資時，大家所表現出一副就是一種為孩子投資，也知道若失敗將會失去這五萬元，如今怎麼會這樣？完全讓我無法置信，全部的家長都看著我，此時我心中也有底了，於是我只能選擇回臺東，拿出我薪水的三分之二，咬著牙繼續苦撐。

這件事讓我再一次遭遇到挫折，日後對於找家長合作任何事情，我都完全持保留態度。於是我便和好友楊重源醫師分享，關於這些事情一路走來的心情和想法，楊醫師知道來龍去脈之後，便罵了我一頓，他認為我不應該拿家長的錢來做這件事，因為家長的每一塊錢都是非常辛苦賺來的，他二話不說，立刻拿出了一筆為數不少的錢借我，要我去還給那些家長們。

還清了十位家長投資的錢之後，手邊的錢也沒了，一切從零開始。經過幾番的努力後，向楊醫師借的錢，我也在「非愛不可

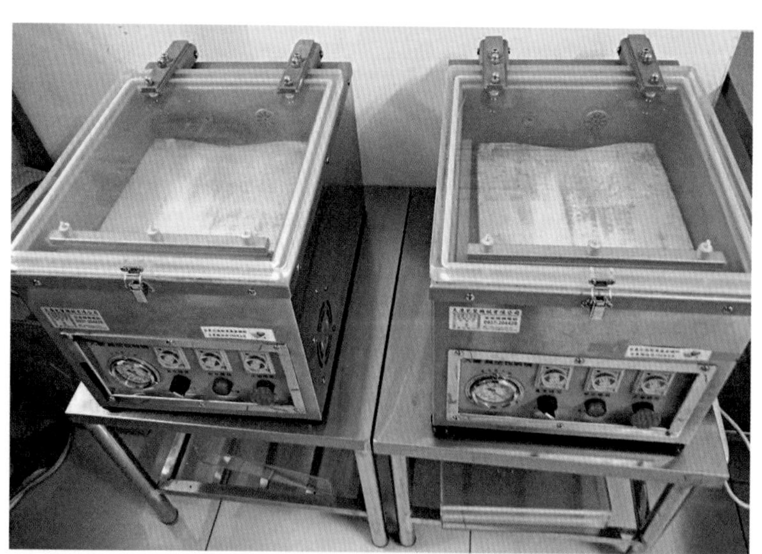

最早開始的兩部手動真空包米機。

星兒手作工坊」開始運作後的兩年，終於有些營收，就盡快全部還清了。對楊醫師當初為善不欲人知的善行，至今我仍然心存感激，如果不是他在那個當下願意伸出援手，我也不曉得該如何度過那個困境，路也應該走不下去了。

在這條路上，我至今一共跌倒過兩次，第一次是離開臺東自閉症協進會的時候，第二次則是「星媽希望手作工坊」失敗收場。但如果沒有當時那兩段失敗跌倒的經歷，而是一路平順的走下去，那麼我永遠學不會如何看透人性，也會非常侷限的只從自己的眼光來看待事情。

經過這麼多年，家長們還是一樣存在「頭痛醫頭，腳痛醫腳」的情形，事實上，家長應該看得更長遠，要看四十年後與孩子將會面對的問題。但我所看到是家長在付出和想像之間的差距太大，每個人都在等，等著別人先做，等著政府來做，永遠都是採取一種被動、消極的態度，很少有人願意全心投入這個志業。

在我正式退休之前，都是利用下班之後，晚上的空閒時間投入。我自己的觀念是：「只有要不要做而已，沒有行與不行的問題。況且，事情都是做了之後才會發現哪些錯誤需要修正，怎麼改才會有更好的方式和選擇，不要怕跌倒，因為只有跌倒過才能預防跌倒。平坦的路向來就不是從天而降，憑空出現的，必須靠著大家胼手胝足、一步一腳印走出來的，人只能透過失敗來學習，並藉由失敗的經驗去修正錯誤。」

這一次次的跌倒並沒有讓我產生退縮的想法，而是省思自己為何會跌倒，沒時間去撫平傷痛，必須趕緊爬起來向前走，時間對我而言太重要了，因為孩子們終究會長大，將要面臨的各種狀況與問題只會更多。

經過許多癌症病友們和一群

正本　　　　檔　號：　保存年限：

內政部　函

機關地址：10017臺北市中正區徐州路5號
聯 絡 人：杜安芳
電話：02-23565540
傳真：02-23566226
電子信箱：moi1722@moi.gov.tw

950臺東縣臺東市中華路二段382號
受文者：臺灣自閉兒家庭關懷協會

發文日期：中華民國105年5月3日
發文字號：台內團字第1050027601號
速別：最速件
密等及解密條件或保密期限：
附件：如說明二及六

主旨：貴會所報章程、會員名冊、理事監事簡歷冊，准予立案，並得依法辦理法人登記，復請查照。

說明：

一、復貴會105年4月7日臺閉家關字第1050000003號函。

二、茲核發台內團字第1050027601號立案證書及理事長當選證明書（孫中光君，任期自105年3月9日至108年3月8日止）各1紙、圖記1枚（圖記請於文到2週後，先以電話聯繫02-23565202後派員來部洽領），請妥為存執使用；圖記自領用日起為圖記啟用日，領用時圖記印模1份本部即予核備；立案證書及圖記請妥為存執使用，並請列入移交。

三、貴會成立日期為中華民國105年3月9日，會址設於臺東縣臺東市中華路二段382號（電話：089-351859），予以備查。

四、貴會立案證書，請懸掛於會址明顯處所，同時應於會址處所對外懸掛團體名牌；貴會公文封及公文紙內應載明立案證書字號、會址及電話，以利識別。

五、另本部自103年7月1日起施行簡化措施，成立後有關「會員代表選舉辦法」、「通訊選舉辦法」、「會址變

第1頁,共2頁

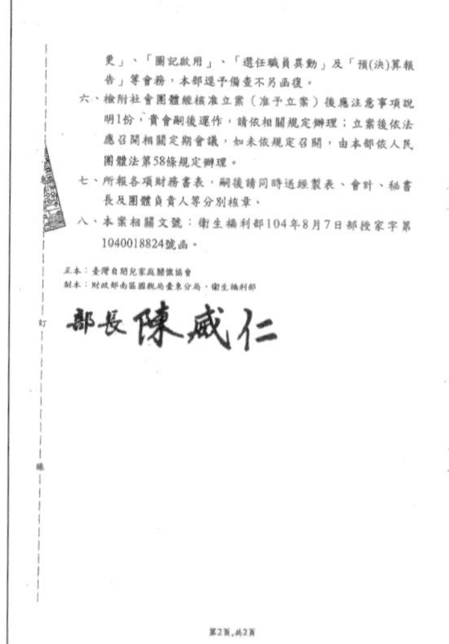

更」、「圖記啟用」、「選任職員異動」及「預(決)算報告」等會務，本部逕予備查不另函復。

六、檢附社會團體經核准立案（准予立案）後應注意事項說明1份，貴會嗣後運作，請依相關規定辦理；立案後依法應召開相關定期會議，如未依規定召開，由本部依人民團體法第58條規定辦理。

七、所報各項財務書表，嗣後請同時送經製表、會計、秘書長及團體負責人等分別核章。

八、本案相關文號：衛生福利部104年8月7日部授家字第1040018824號函。

正本：臺灣自閉兒家庭關懷協會
副本：財政部南區國稅局臺東分局、衛生福利部

部長陳威仁

第2頁,共2頁

內政部部核准成立公文。

志同道合的朋友們的集思廣益，大家在長期討論之後，仍然一致決定還是必須要成立一個協會，然後想辦法讓協會逐漸壯大，才有力量去完成更多目標，做更多對孩子們有幫助的事。

所謂「眾志成城」，在很多癌友和一群熱心公益的朋友們的支持下，一〇五年三月正式成立了「社團法人臺灣自閉兒家庭關懷協會」，並且在隔年二月，正式成立「非愛不可星兒手作工坊」，讓走出校園的大孩子們，也能藉由自己的雙手，開創出屬於自己的未來，不必繼續躲在家中，和年紀漸老、體力漸衰的父母，面對一日比一日嚴重的退化情況。

後來看到孩子們在協會裡互動的情況很不錯，大家也開始培養出工作默契，我又想起癌症開刀時所擔心的問題：如果父母不在了，有誰能夠陪他們一生？當然就是和他們每天朝夕相處的夥伴們，於是，就漸漸形成要成立一個「共伴家園」的概念。

「共伴家園」結合了生產中心（日照中心）和宿舍（社區居住），讓孩子們白天可以在小作所一起上班，晚上一起住在宿舍裡，彼此在工作和生活上都可以互相照顧，用他們自己賺的錢養活自己。再配合政府福利政策的補助，還可以聘請一些專業的人員來協助他們打理生活，在這種模式下，即使是身心障礙的孩子們也能夠活得很有自信，很有尊嚴！

被神遺忘的角落

臺東幅員廣闊，多屬偏鄉地區

大概在八、九年前我在協進會的時候，有一次，我在機場碰到了前臺東縣長黃健庭，當時我們聊到了偏鄉早療的問題，黃縣長給了我一個很重要的啟示，他告訴我，在我們臺東有很多中重度障礙的孩子，他們在先天條件上就已經比其他人差，加上這些孩子們所處的環境多半是屬於偏鄉、單親、隔代教養、低收入的邊緣戶，這些孩子和家庭，才是真正「弱勢中的弱勢」，所以我們要思考的方向是，該怎麼做才能真正照顧到偏鄉的孩子。

臺東縣的面積位居全臺第三，僅次於花蓮縣和南投縣，加上臺東幅員廣大且地形狹長，光是從臺東市開車到鄰近的東河鄉或是太麻里，來回車程至少就要兩個小時。如果是其他更遠、更為偏僻的山區部落，例如長濱鄉和海端鄉，孩子們不曉得要轉幾趟車，要花多長的時間等車、搭車，才能夠辛苦輾轉到市區就醫、就學和就業呢？

況且臺東的公車班次並不像臺北一樣多，尖峰時段每隔五分至十五分鐘就會有一班車，臺東通常一天只有固定四～六個班次，協會裡一個家住東河鄉的孩子，她家那邊一天只有三班公車，一旦錯過，就得花半天時間等下一班車來，甚至要到隔天才會有車。

有些家庭環境不錯或是小康者，他們自有管道和人脈可以去尋求醫療及教育資源，但那些因為貧病傷痛，經濟艱困，連生活都成問題的人，怎麼可能會有多餘的時間、心力和財力，能夠讓孩子接受長期的正規治療、復健，以及特殊教育呢？他們才是需要我們及時伸出援手去協助的對象。

所以後來臺灣自閉兒家庭關懷協會成立時，我就以這個方向和原則，做為協會收案的準則和依據。

加上臺東人口只有二十一萬（一一〇年三月臺東縣政府統計科），是全臺人口密度最低的行政區，根據資料顯示，臺東縣約有三成以上的居民是原住民，包括了阿美族、卑南族、魯凱族、排灣族、布農族，以及達悟族（舊稱雅美族），同時臺東縣也是全國原住民人口比例最高的縣市。當然臺東也有許多閩南人，外

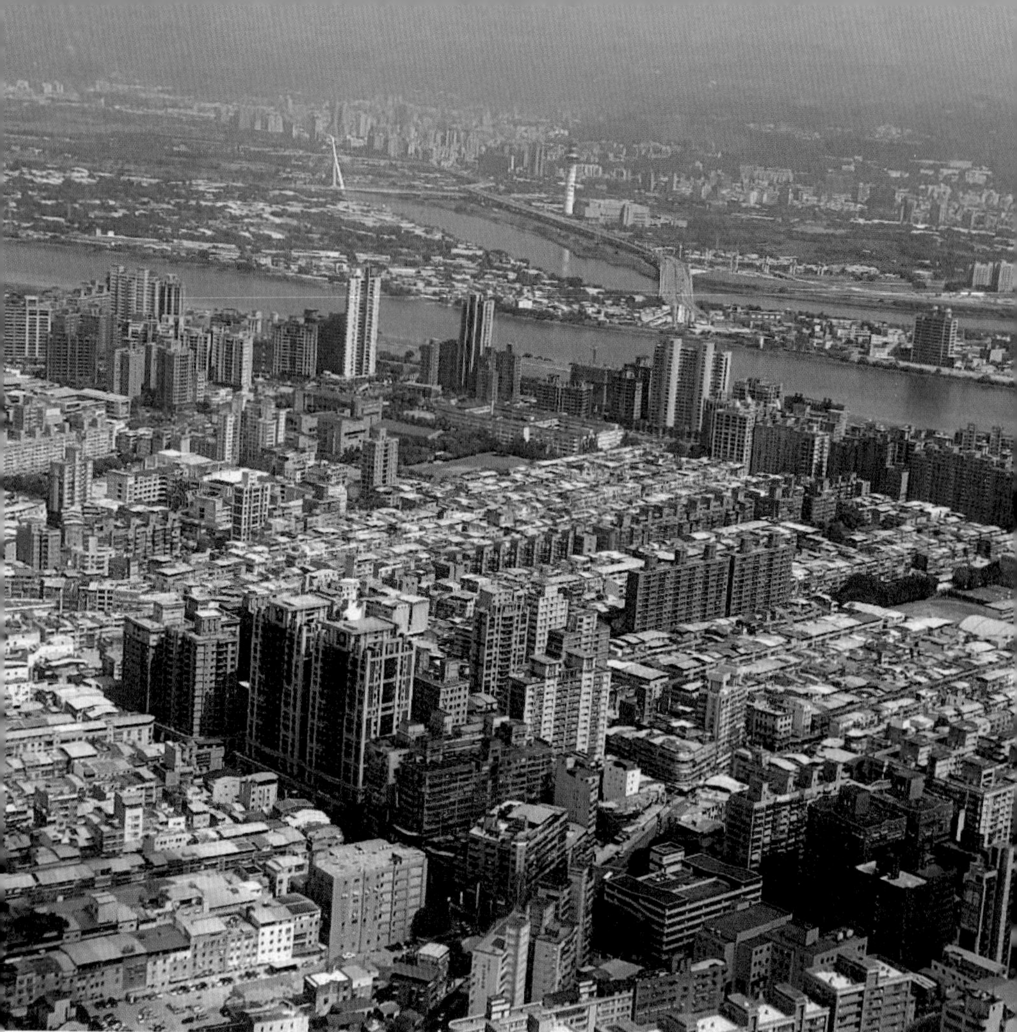

城鄉差距，臺北飛機上空拍。

省的榮民和眷屬，還有從西部各縣市搬過來的，以及高雄六堆遷居到臺東的客家人，才會形成現在臺東多元的社會文化與族群融合。

「非愛不可星兒手作工坊」剛成立時，協會只收了兩個孩子，如今四個年頭過去了，現在的協會已經成為一個擁有十五個孩子的大家庭了。

現階段協會裡照顧的孩子們除了自閉症之外，也有的是屬於智能不足，或是慢性精神疾病患者，少數幾個情況比較嚴重的，則是屬於多重障礙和肢體障礙，而他們大多數人的共同特質就是都來自偏鄉、單親、低收入，以及邊緣戶的家庭。

自閉症患者可分為為高功能和低功能，高功能自閉症的智商約在七十分以上，多數都具有語言能力，學習能力也比較好，自閉症傾向通常不甚明顯，但是仍有相當的固著性。加上講話直接，行為直接，往往容易和人起衝突，在職場中也會造成同事的反感。

比方說，高功能自閉症患者覺得你很漂亮，便會一直盯著你看，不會像一般人一樣，用直接或是委婉的方式讚美，但若是他不喜歡你的穿著打扮，就會直接用批評的口吻說出：「你很醜」，缺乏修飾語言的技巧。事實上，他們雖然具有語言能力、理解能力，以及清楚完整的表達能力，但是較為細膩的人際互動與聊天能力，對他們而言，仍具有相當程度的困難。

而低功能自閉症多數都缺乏語言能力，或是口語能力很差，他們的智商約在七十分以下，因為腦波不正常放電，有時會突然大叫，會有舉止怪異的行為，一般伴有癲癇的症狀。此外，他們堅持度極高，學習能力明顯較差，情緒行為嚴重無法調控，表現出強烈自閉症的外顯行為。

但即使是低功能的自閉症孩子，你和他們相處久了就會曉得，其實他們並不笨，只是缺乏和一般人社交互動與表達情感的能力。小作所成立一年之後我發現：自閉兒之間是可以藉由眼神溝通來傳遞訊息的，而這四年多，孩子們從未發生過任何衝突，感覺他們之間不需言語對答，好像他們有種很深的默契，只是我們至今還不明白，他們的溝通方式和默契究竟是如何建立與培養出來的。

至於生活自理能力，以我自己長期的經驗來說，只要家長有耐心，肯花時間，找對方法，他們其實也可以和正常的孩子一樣生活，甚至走出家裡的大門，多去看看和接觸外面的世界。

經過這麼多年的學習和努力，我也不斷在觀念和做法上修正。現在我對於「共伴家園」模式的最新定義是：這裡的每一個孩子都是我們的老板，我和其他工作人員則是員工，或者說是經理人；他們雖然是「被照顧者」，但因為他們，讓這些相關從業人員才有了工作機會得以養家糊口，所以從另一個角度來說，他們也算是照顧者。

我希望在這裡的孩子，每一個都能夠堂堂正正，挺起腰桿，有尊嚴的做人，能夠過像一般人一樣的生活就足夠了，這是我長久以來的深切期盼，也是協會未來要努力的目標。

身心障礙孩子，竟無容身之處

社會大眾多半以為身心障礙的孩子只要去那些庇護工場，或是一些手作坊、洗車場，自然就能找到工作，就有一口飯吃。可是我必須坦白告訴大家，有許多中重度身心障礙的孩子們，他們因為先天條件的限制，社交能力的不足，沒有辦法像我們正常人一樣，順利的和大家溝通與互動，輕易表達自己的想法和情緒，即使他們並不笨，也具有生活自理能力，可是一旦離開學校之後，除了待在家裡便只能去安置機構，然而不是有安置機構就可以如願進入，這也是許多家長苦惱之處。

如果送到安置機構，一個月至少要兩萬塊以上的收費，但是僅包含了餐費和住宿，至於其他的部分，例如醫療費用和所有的生活用品開銷都得自付，有的安置機構還會要求必須具備生活自理能力，甚至在收案前會先評估分數，再決定孩子是否能夠入住。但即使是住在這裡有專人照料，由於照顧人員比例偏低，孩子的行為能力仍會持續退化。

更重要的是，全臺絕大多數的安置機構幾乎都滿額了，想住進去，排隊等候時間也是一大問題。況且這些身心障礙家庭多半是低收入戶，每個月的政府補助不到一萬元，想進安置機構，更是難上加難！

這種情況在臺東尤其明顯，大家都覺得臺東後山是個好山、好水、好漂亮的地方，是個適合休閒度假的宜人之居。然而這裡的城鄉差距、社會貧富落差程度，遠遠比你我想像中來得大，而醫療資源和教育資源，更是嚴重的落後與不足。關於這點，我可以說是深有感觸。

前幾年《天下雜誌》的報導指出，臺東還有一項最突出，同時也是最殘忍的現況與事實：就是可支配的家庭收入和平均壽命是全臺最低的縣市。斗大的標題清楚的寫著：「最窮的臺東，死亡率是臺北的兩倍。」儘管臺東的老人人口比臺北少，但是死亡率卻是最高的，而且還是臺北的兩倍之多。除了在經濟上屬於相對弱勢族群的占比偏高之外，醫療資源的不足和分配不均，更是長期以來臺東人心中的痛，真的是應了「生死有命，富貴在天」這句話。

生活在臺東的人，真的很辛苦，很不容易。

我可以用我自身的經驗，清楚地向大家報告，在我成立「臺東縣自閉症協進會」的時候，我們臺東在這方面的起步，就已經比西部的其他縣市晚了將近二十年。

當時，臺東在早期療育方面的資源，更是極為有限，民國九十幾年的時候，臺東沒有一家醫院有兒童心智科，也沒有臨床心理師，甚至在我帶孩子去高雄長庚就醫之前，我完全不曉得什麼叫做「臨床心理師」。一旦孩子患有特殊的疾病或慢性病，臺東的家長們又有多少人具有經濟能力和大把時間，可以有耐心的長期陪伴，找出孩子的病因，並且能夠千里迢迢的帶孩子去臺北或高雄就醫？可憐的是，至今民國一一〇年依然還是沒有青少年兒童心智科，這絕不是其他縣市所能想像得到的早療環境。

那時候是我第一次發現，臺東和外面的世界根本是天差地遠。至今我依然引用我十二年前所說的話：「臺東心智障礙兒童所處的環境可以這樣來形容，如果臺北是天，那高雄就是地，臺東則是地獄，這道盡了多少辛酸與無奈。」

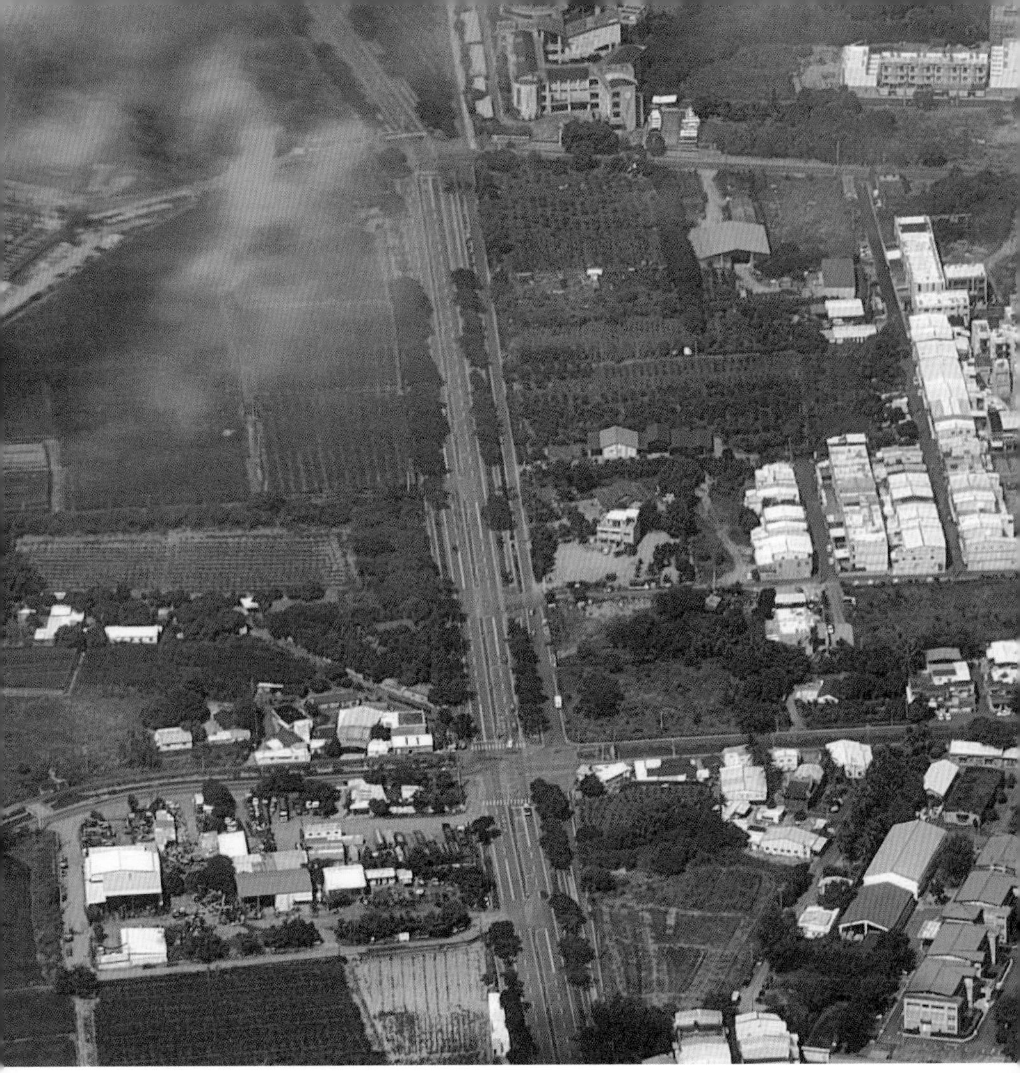

城鄉差距，臺東飛機上空拍。

我們協會裡大部分的孩子們，在我們收案時，都是從學校畢業後待在家裡很多年，無事可做，也無處可去。在這樣的情況下，除了家人和父母，他們很少有機會得以接觸外界的人事物，而父母的年紀一天天逐漸老去，體力也是一日不如一日，怎麼有辦法能夠整天帶著這些大孩子們去做其他事？

年紀比較輕的父母們，多半是家裡的經濟支柱，除了必須工作之外，有些還得照顧家中長輩或其他子女，當然只能任由這些身心障礙的大孩子們，自行待在家裡與世隔絕。由於脫離了學校的規律生活，作息也會開始變得不正常，晝夜顛倒的情況往往使得這些孩子們跟外界的互動能力更差，社會行為甚至會退化為零。加上他們原本就無法具體描述身體不舒服的症狀，也很抗拒看醫生，對於健康也是嚴重的威脅，同時也會加劇各方面退化的速度。

有些事我們天天做、常常做，便不覺得有什麼特別，因為一直持續練習，不但能夠保持熟悉度，而且也會越來越進步，但如果很長一段時間沒接觸，便會顯得越來越生疏。比方說語言能力，或者是社交溝通技巧，以及其他的生活技能等。我們一般正常人尚且如此，更何況是這些身心障礙的孩子們呢？

有不少朋友曾經問我：我們能夠為星兒們做些什麼？該如何和他們相處？

我想拜託大家，試著去了解星兒們，不要因為缺少認識而害怕，如果身邊有這種情況的自閉症患者的家庭，請大家多給予一些包容和體諒，各位的同理心往往就能夠安慰家長們傷痕累累的心；有機會和這些星兒們相處時也請不要排斥，因為你會發現，他們其實很可愛，甚至和我們一般人一樣，有著喜怒哀樂的各種情緒，基本上沒什麼太大的差別。

二十一歲才開口說話

阿明就是這樣的一個孩子。

他是重度的自閉症患者，最早被判定為無口語能力，他來到協會的時候，大約是十八、九歲，在我們收案時，他是完全不會講話的。重度自閉症由於腦神經受損，先天的缺陷導致他無法開口，因此表現異於常人，有時候他明知道某個行為不能做，但是仍然會去做，看在一般人眼中，就會覺得這個孩子是故意的，但其實可以解釋為認知和表達的連結系統發生錯誤，導致他們無法做出「言行一致」，或想法和行為產生連貫的動作。

阿明來自一個單親的家庭，一直以來都是他的父親在照顧他。阿明的爸爸原本是在種釋迦，車禍受傷後便無法繼續工作，當時也因為發生車禍，沒錢賠償對方和解，和修理受損的車，後來也是協會出面給予協助。

所以我常說：「這些孩子的家庭需要我們去關懷，唯有家庭的問題解決了，

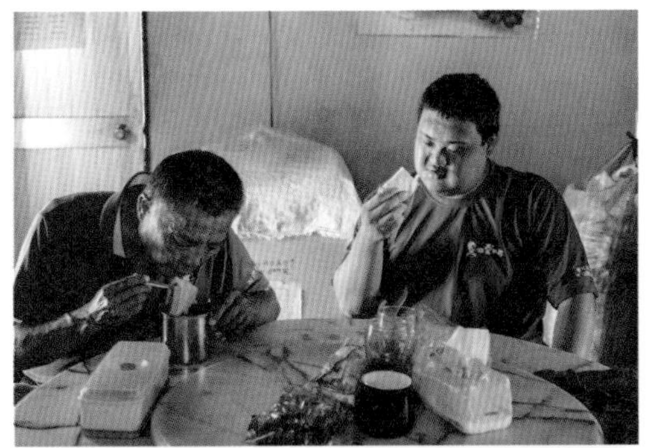

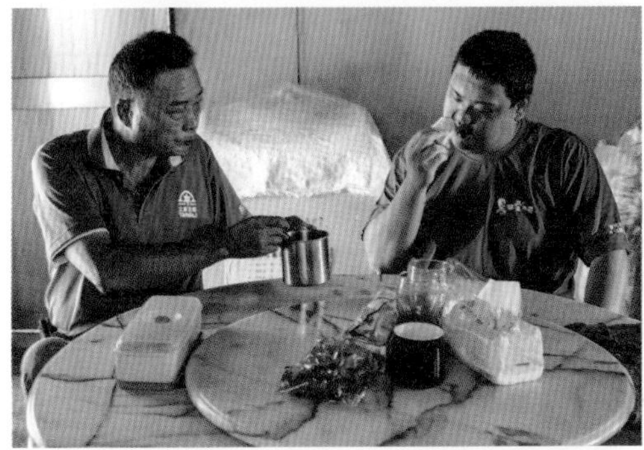

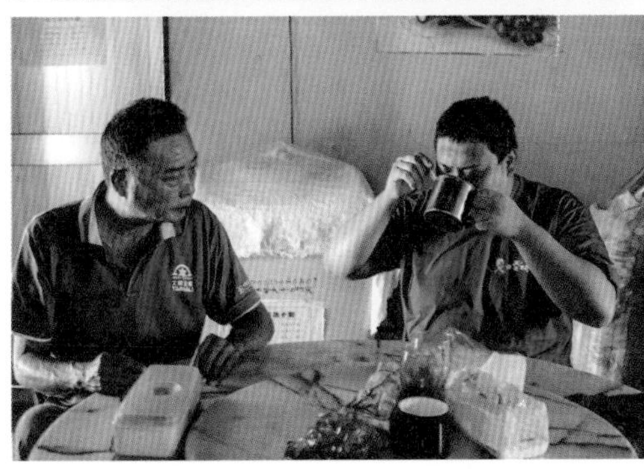

父子每人三片白吐司，共飲一杯即溶包所沖泡的咖啡牛奶，父親捨不得多喝一口，匆匆喝了兩小口後全部交給阿明，天下父母心永遠不求回報。

孩子的問題才能夠解決，這個家才有力量重新站起來。」一般所謂的家庭關懷，通常就是社工帶著水果和兩千塊的紅包去探訪，其實是一種「口惠實不惠」的幫助，唯有實際去幫助他們解決生活中的各種困難和問題，才能徹底有效解決問題的根本。

阿明的媽媽是菲律賓籍，平常在民宿和飯店打掃，陸客不來之後，飯店業者生意受到影響，她也失去了工作。後來有人介紹她去花蓮包便當，剛開始是兩、三個星期回來一次，後來漸漸變成一個月，甚至是兩、三個月之久，現在則是和家裡完全失去了聯絡。如果和阿明不小心提到他的媽媽，他甚至還會難過地哭出來。

而阿明的哥哥則是在加油站上大夜班，靠著微薄的薪水，僅能勉強維持一個家庭最低限度的基本開銷。阿明的爸爸之前接受電視訪問時，曾經擔心地說：「很怕因為這個孩子把整個家庭拖垮，也怕如果有一天我離世了，阿明的哥哥因為要照顧他而無法正常上班和結婚。」可見一旦家裡有個身心障礙的孩子，對於家裡的經濟負擔，及其他家庭成員的生活，甚至是未來的人生規畫，都會產生莫大的影響。

他家在臺東縣的太麻里，位於南迴鐵路旁的半山腰上，一棟陳舊的土角厝（平房），面對著一望無際的太平洋。

阿明家的經濟狀況並不好，一臺熱水器用了二、三十年，而且還沒有外殼，浴室就是在廚房的一個角落，環境非常簡陋，吃剩的食物放在桌上，用一個大大的鋁製桌罩蓋起來。如果只有阿明一個人在家，他也只能無聊的不斷走來走去。

他的世界很簡單，生活也很

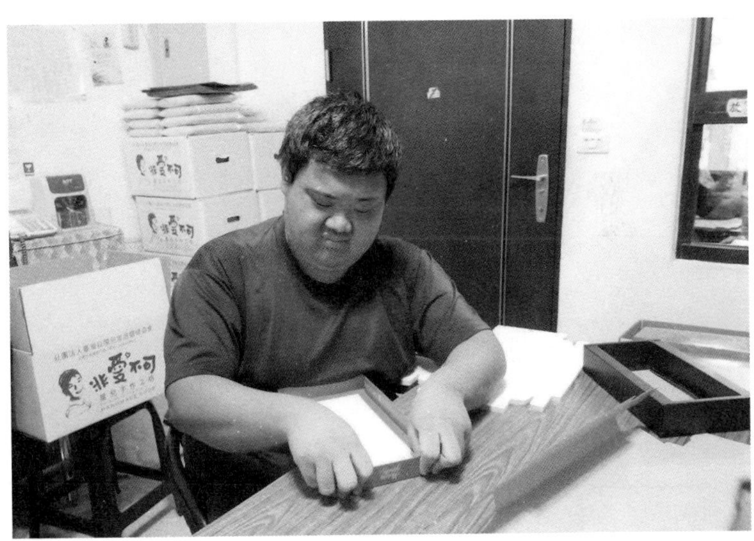

阿明。

單純，活動範圍只有學校和醫院。

阿明從臺東特教學校畢業後，就一直待在家裡。他剛來的時候，對於外界不太有反應，是「活在自己的世界」非常典型的個案，而且他還會常常莫名其妙的流鼻血。當時協會只有他一個男孩子，為了穩定他的情緒和教導他一些事，教保員和社工花了很多時間和心力，那種難度，真的不是一般人能夠想像的。

他從一開始不會搭公車，教保員慢慢的帶他，現在他已經可以從家裡搭車到臺東車站，然後再由教保員騎機車接他到協會，這對他來說，簡直就是一個極大的進步。

搭公車這個看似很簡單的動作，但是要教會像他這種重度自閉症的孩子，則是花了一段非常漫長的時間。經由不斷地重複，不斷地練習，一次又一次的引導，一遍又一遍的叮嚀，很多時候他依然還是會沒有反應或忘記，不過他和我們一樣，都是在錯誤當中成長和學習。

例如有一回他搭錯車，最後教保員是在知本站才攔住他，後來教保員也試著慢慢放手，讓他學著長大，訓練他依照教過的路線，自己花二十分鐘走到協會。

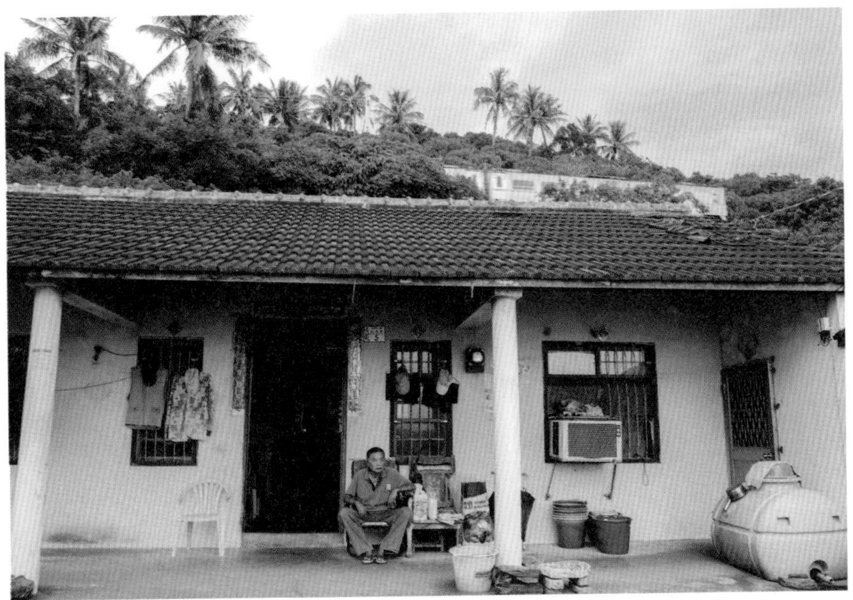

南迴鐵路旁的阿明家。

現在的阿明，不但會自己搭計程車去馬偕醫院，還曾經自己心血來潮的走到卑南國中旁的南王派出所（約一、兩個小時的路程），因為協會都有幫他們製作非愛不可的工作T-shirt，上面印有協會的電話，加上他們身上也會掛著識別證，一旦真的走失，派出所也會打電話通知協會。

而教保員總是會寵愛地叫他「孩子」，或者是「弟弟」，幾年下來，現在的阿明感覺安定多了，似乎規律、平穩的工作與生活，能夠帶來一股穩定的力量，也讓他可以維持穩定的進步和成長。有一個高雄的阿姨，因為心疼阿明的境遇，所以每個月固定都會捐三千塊給他當交通費及零用錢。

原本體型就很大的阿明，以前都是媽媽會幫他買衣服，後來媽媽離家後，一直都是由協會負責幫他買，而他的尺寸是加大的5L，坦白說，要在一般大賣場找到，還真的很不容易。不曉得是不是日子太過規律了，現在他因為體重過重，目前已經請來臺東義診的許中華院長幫他調理身體，看看能否試著把體重降下來。

這裡有個非常有趣的故事可以和大家分享。本來完全沒有口語能力的阿明，直到二十一歲才開口說話，講了幾個簡單的字和詞句，大家一定很好奇究竟是什麼方式和契機，才能讓他開口講話的。

有一次，協會執行祕書開車載著阿明去外面搬米（工作），後來執行祕書帶他去買麥當勞的可樂當作獎勵，之後這便成為他們之間相處的一種特殊模式。

執行祕書經常問他：「阿明，你要喝可樂還是雪碧？可樂或雪碧？可樂？雪碧？」

「要不要再多加一個薯餅？要？還是不要？如果你不講話，我就不買。」

也許是物質上的缺乏，他從來

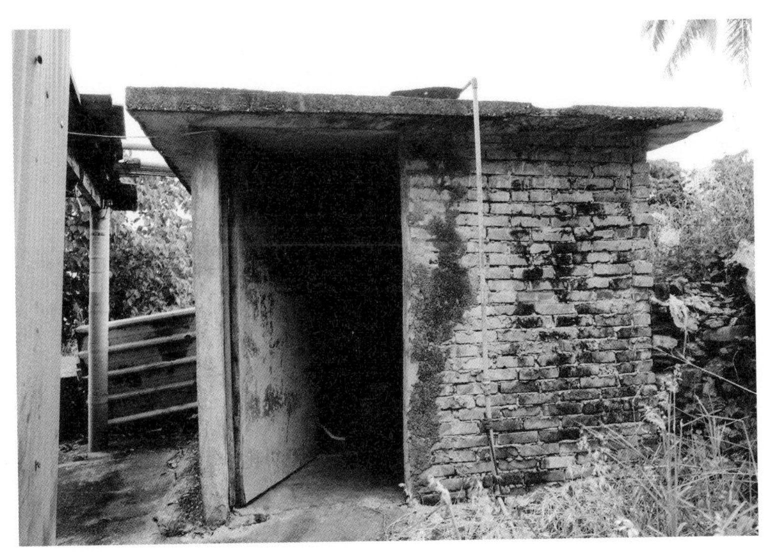

阿明家屋外紅磚所搭建的簡陋廁所。

不曾接觸過麥當勞，時下年輕人習以為常的速食店食品，對他來說竟成為一種新奇的刺激，也是一種強烈的吸引力。為了得到獎品，沒有口語能力的阿明，竟然開口說出了生平的第一個字句：「樂。」（可樂）

以前在特教學校教過他的老師曉得後，也認為非常不可思議，過去二十年來沒開口說過任何一個字，一句話的他，沒想到竟然也是具有口說能力的。透過這件事也讓我們了解到，塑造一個情境讓他產生開口說話的動力，遠比我們一直逼他講話來得有效果。

漸漸的，他現在最多已經可以說到五個字了，甚至還會稱呼比他大幾歲，又會買可樂給他喝的協會執行祕書為：「叔叔」，也讓祕書既又好氣又好笑地問：「我為什麼會是叔叔？」

長期深受失眠所苦

阿國的個子小小的，皮膚很黑，笑起來的時候會看到，他連門牙都沒有了，現在因為大家每天都戴著口罩，所以不容易發現，之前縣政府曾補助他裝假牙，但由於不適應，所以阿國始終不肯戴著。

他是一個來自排灣族的孩子，家裡住在利嘉部落山區，位於臺東縣卑南鄉和臺東市交界的地方。他到市區的交通比較不方便，通常要搭公車到總站，然後協會再去臺東車站接他。

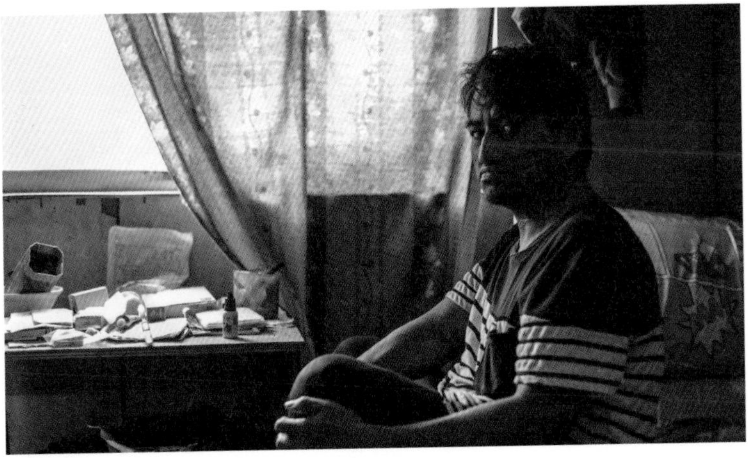

阿國喜歡一個人呆坐在陰暗、充滿濕氣的房間中。

阿國的媽媽一共生了三個兒子，阿國的大哥在外地工作，後來因為生病，曾短暫回到臺東就醫，二哥則是因為一場意外而成了身障者，目前領有低收和身障補助，至於阿國則是屬於中度智能不足的孩子。他們一家和媽媽的同居人住在他的房子裡，至少已經有二、三十年的時間了。

他們住在一棟鐵皮屋，但是居住品質並不好，主要是因為他們對於環境清潔並不重視，家裡非常凌亂，加上阿國的哥哥受傷之後行動不便，有尿失禁的問題，媽媽如果外出，阿國就得負責幫哥哥換尿布，所以家裡經常會有刺鼻的味道。

媽媽的同居人是個酒精中毒者，晚上都會請朋友到家裡來喝酒，而且阿國住的地方經常會有來自各方的邀約，比方說部落餐敘、廟會、教會等慶祝活動，所以他有時候半夜會被叫起來唱歌或喝酒，導致他白天精神狀況不佳，有時會有睡眠不足的情況，經常都是紅著眼睛來到協會的。

從另一個角度來說，他能夠積極地融入參與各種社交活動，可說是一個社會化很高的孩子。但也因為這種毫無心機的個性，對於別人沒有戒心，加上對金錢

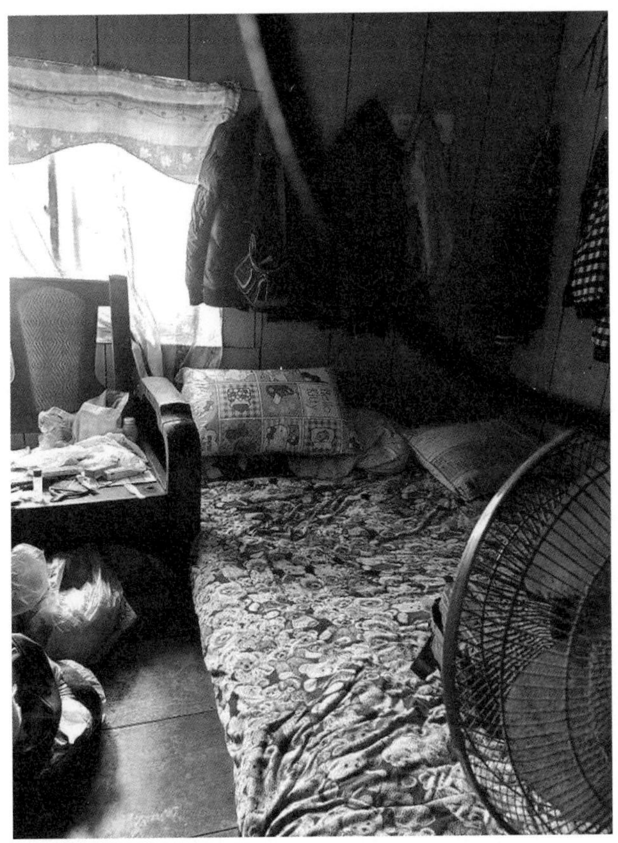

阿國的房間陰暗又充滿濕氣。

沒什麼概念，只要別人開口向他要錢，阿國通常都會毫不猶豫的給對方，比方說在部落的雜貨店旁有放置投幣式點唱機，大家常會鼓動他出錢請大家唱歌，所以常常被人當成「金主」騙錢。

阿國媽媽的同居人不幸在前年往生了，在這之後，一家經濟收入主要依靠七十歲的老母親有一天沒一天的打零工，或者於農作物採收期間從事幫農的工作，例如採收洛神、紅藜、小米之類的，收入極為不

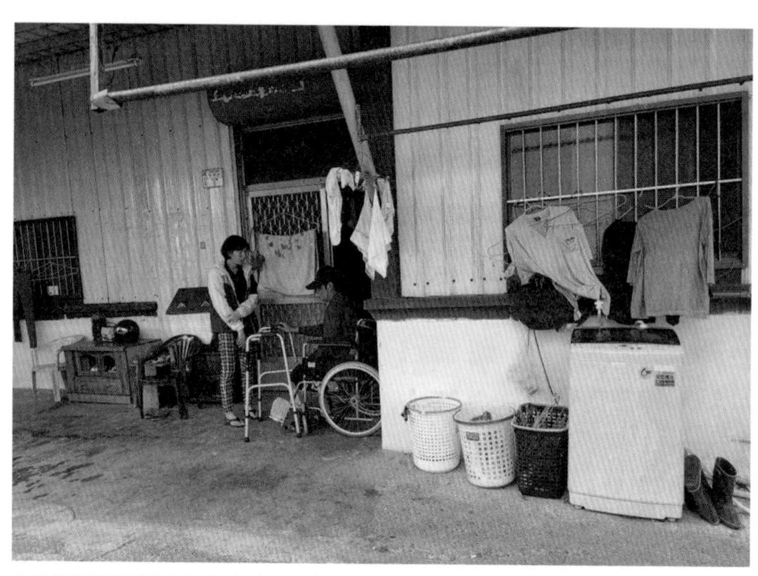

有時阿國還要幫半身癱瘓的哥哥把屎把尿。

穩定。大部分都是靠阿民的身障補助款及低收入戶生活津貼補助款在過日子，所以他們家的補助款每個月幾乎都是見底的，根本存不了錢。

自從國中畢業之後，阿國就到一個庇護工場幫人洗車，在那裡待了很多年，後來又換到一個有提供住所的小作所工作，大約也有五、六年之久，由此可見，他是一個配合度很高，穩定性也很夠的孩子。

他個性非常溫和，但是對聲音非常敏感，也非常怕吵。媽媽同居人的姪兒住在他隔壁房間，彼此生活作息不同，加上哥哥經常半夜十一、二點看電視，導致他長期以來睡眠品質不佳，並且有失眠的困擾，所以一直固定使用助眠藥物。阿國自己也經常會和部落裡面的人一起喝酒，因此也有一些尿酸、痛風方面的疾病。

去年五月他到協會之前，其實已經在家待了一年多的時間。更早之前，他原本在另一家機構，可是因為阿國晚上時常被吵醒，生活作息紊亂，導致影響他的出席情況，最後不得不離開那裡。

因為他能夠辨別數字，而且也識字，來到協會之後，主要是和阿明兩個人互相搭配，負責第二棒的工作，將大包米分裝成小包裝，最後再押日期。也許是原住民與生俱來的幽默性格，來到協會之後，年紀最長的他竟然叫阿明「大哥」，還會逢人便介紹：「他是我大哥。」

他的個性雖然有點害羞和壓抑，不過和同儕之間仍然會保持不錯的互動。他沒有什麼特殊的喜好，協會安排的課程對他而言，比較具有吸引力的應該就是唱歌、跳舞方面的活動，算是一個比較「愛玩」的個案。

坦白說，他的社交能力其實是沒有問題的，從他的外表完全看不出來他和一般人有什麼不同，只是反應比較慢一點而已。而他這種天生樂於分享的個性，反而導致他容易被人霸凌，協會發給他的新衣服，也常常會莫名其妙的不見。

由於睡眠問題，導致他精神健康逐日下降，之前協會也曾經試圖幫他找房子，希望一個安穩的住所能夠改善他的睡眠品質，而且正常的作息對於減緩退化，也是具有正面的助益。因此，能夠早點成立「共伴家園」，對於阿國這樣的個案，我想一定會有很大的幫助吧！

等不及共伴家園成立

　　提到晶晶這個孩子，她是我這兩年來，心中一直難以釋懷的遺憾。

　　晶晶是個中度智能障礙的孩子，畢業於成功商業水產學校。她的個子非常嬌小，只有一百四十八公分而已，不過體重卻有五十多公斤。留著一頭短髮的她，頭髮常常是整個豎起來的，讓她的外表看起來像個小男生，也像個卡通人物，非常活潑可愛。

　　她的媽媽在羊肉爐店工作，原本

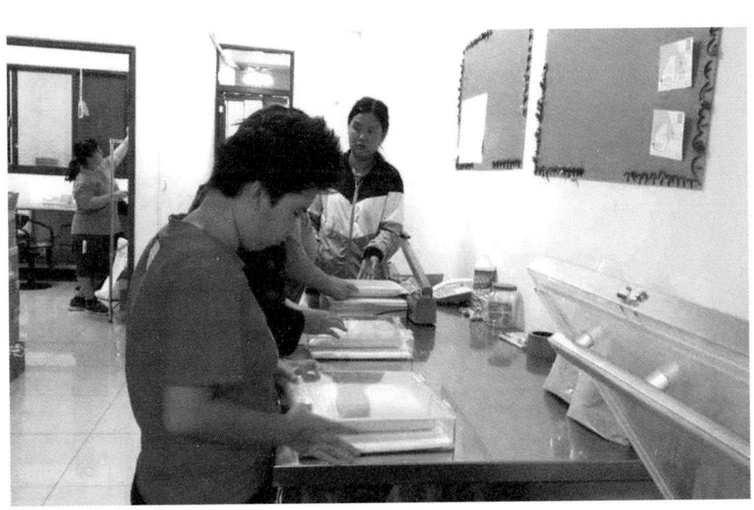

晶晶在小作所專心的工作。

她和媽媽兩個人住在老板免費提供，位於羊肉爐店上面的小閣樓裡。可是因為一場意外的大火，讓媽媽不但因此失去了工作，使得她們連住的地方也沒有了。後來晶晶的媽媽還生了一場大病，對於她們的情況形同雪上加霜，還得為醫藥費發愁。

當時晶晶因為要照顧媽媽，連續四、五天都沒有來小作所，我們輾轉探訪才得知她家的情況，趕緊帶著慰問金去看她們。晶晶的媽媽病了很久，連生活費也沒有著落，於是協會啟動了急難救助金的機制，特別撥款幫助她們，我還曾經三、四次帶著慰問金去醫院看她，要她好好的安心養病。

之後她們也另外租了一間套房，晶晶媽媽本想去從事居家照顧工作，但因為身體尚未完全恢復，仍然沒有體力。

晶晶的媽媽是來自福建的陸配，不過她的父母很早以前就離婚了，據說當時她爸爸還將媽媽和晶晶趕出來，所以她從國小起，就一直過著居無定所的日子，讓人聽了非常心疼。而她爸爸則是在臺東成功帶著一個具有多重障礙（重度智障、癱瘓）的姊姊。

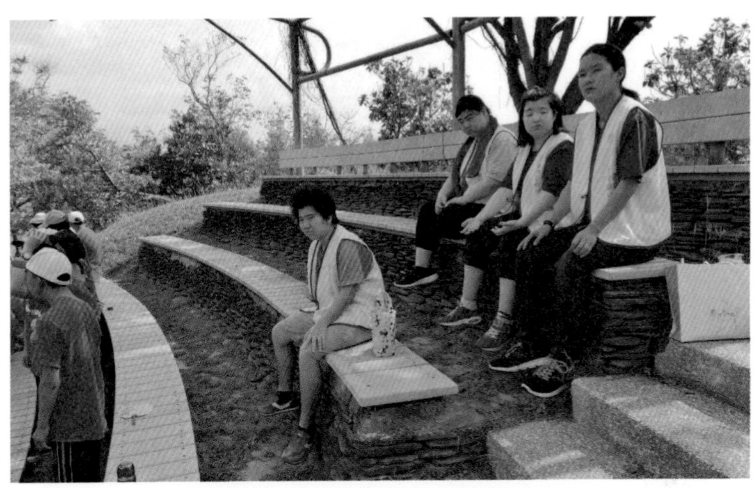

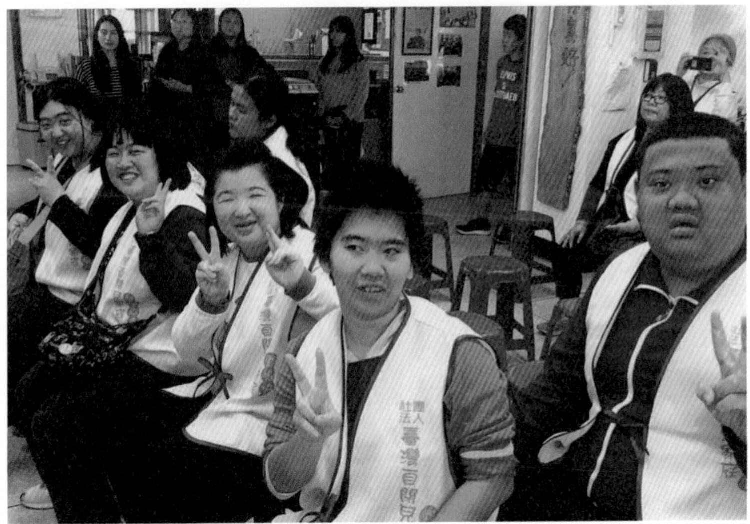

和小作所的學員一起參訪花蓮少年之家。

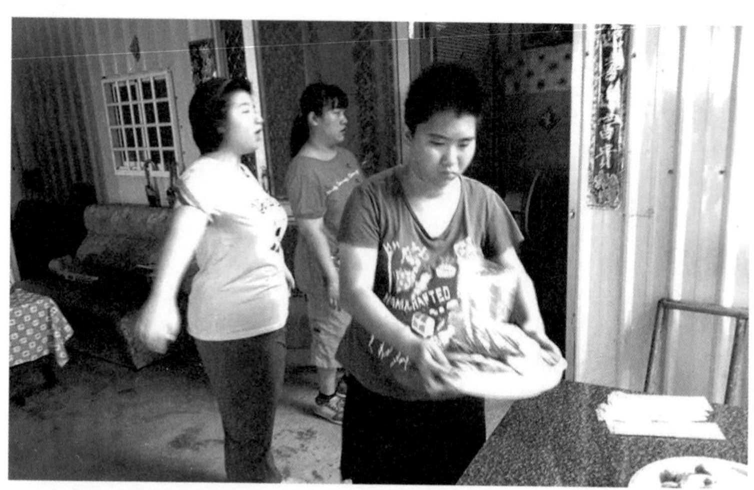

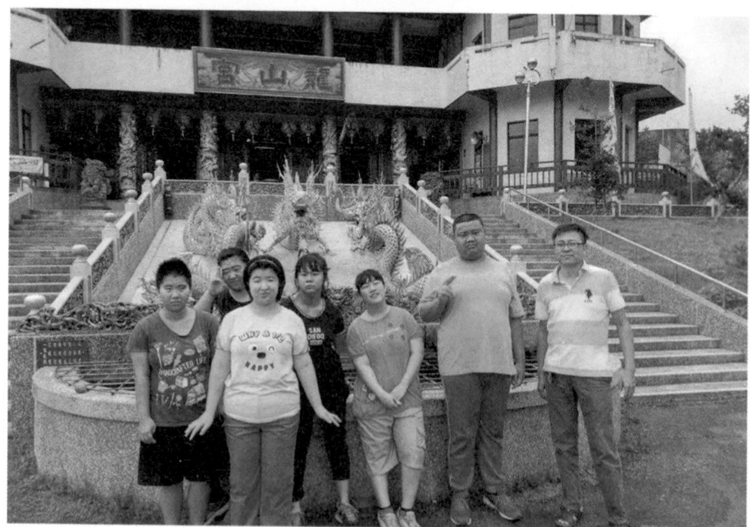

和小作所學員一起到萱萱家作客並至泰源龍山宮踏青。

她剛來協會的時候非常害羞，但仍然會為了捍衛自己的權益站出來，和大家磨合了大概有四個月左右。那時候的她，情緒一來就會生氣大喊：「我不做了！」然後用力甩門出去，協會的教保員都會在她後面遠遠跟著她，直到確定她平安才敢放心。

她每天一大早出門，都會自己騎著腳踏車，大約騎了三、四公里的路程到協會來。在協會裡，她是個全方位的得力小幫手，雖然表達能力有限，沒辦法完整說出她想說的話，可是不論是舀米秤重或是分裝米袋，不同形式的工作她都能夠駕輕就熟。而且在阿國還沒到小作所前，她跟阿明也是好夥伴，工作起來非常有默契，只不過，不能一次交代太多任務給她，否則她會卡住，產生指令錯亂的情形。

她在協會裡待了兩年多，和大家相處得非常融洽。一直到去年農曆年前，晶晶的媽媽帶她回去福建老家過年，剛好遇到疫情爆發而留在了老家。後來聽社工說，晶晶媽媽將她嫁給大陸當地的農民，現在已經完全失去了她們的消息。

我常常在想，晶晶的媽媽是不是因為來不及等到共伴家園成立的那一天，於是在無計可施的情況下，才帶著她回去大陸。如果共伴家園能夠早一點成立，她也不會至今音訊全無，也許，她還能夠靠自己的雙手創造自己的未來，過著自己喜歡的生活，也不必被迫結婚。

深山部落的堅強女孩

萱萱是一個二十一歲，具有多重障礙的年輕女孩，所謂的多重障礙就是包含了腦性麻痺、智障、視障等。她在生活自理能力方面是沒有問題的，只不過行動上會比較遲緩一點。

萱萱家在東河鄉泰源山區內，那是位於東部海岸線的一個山谷裡面的小部落。之前我曾經和教保員去過她家拜訪，開車得從臺十一線再轉入臺二十三線，然後轉到縣道，經過許多條彎彎曲曲的山路，才能夠到達那個極為偏僻的所在。

一般人真的很難想像，一個年輕女孩每個星期為了要回家，得舟車勞頓的轉了多少班車才能到家。她先從臺東搭車到東河鄉，然後再轉車到泰源，接著還要轉車才能達到山裡面的終點站，下車之後，甚至還得走一段路才能到家，這一趟回家的車程就要花上兩個半小時之久。

有一位住在高雄的孫惠桂女士，知道萱萱的情況之後，感到非常心疼和不

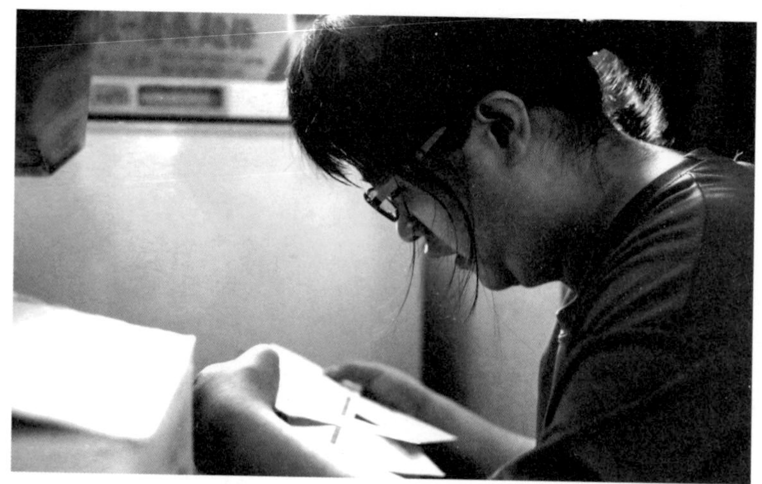

有視障的萱萱，閱讀對她而言是一件非常吃力的事情。

孫爸您好！

我是萱萱，謝謝您這些年來對我們的照顧與關心～！我有些話想要跟孫爸您說，謝謝您不管做什麼事情總是把我們孩子們的事情和未來看的比您自己的事情還重要！凡事都是為我們這些孩子們著想，還帶我們去過和嘗試過我們這一生可能無法做的到的事情，第一次搭飛機出國玩和第一次體驗搭不同的交通工具出去玩等等，有些事因我肢體和視覺上的障礙害怕造成別人的困擾而不敢去嘗試。謝謝您讓我們嘗試我們覺得自己無法做的到的事情，總是不嫌麻煩的帶我們去看不同的環境與世界，在協會這三年來我學習到很多也交到很多好朋友，協會的師長們和同學們都對我很好很照顧我，協會這個團體就像一家人一樣

萱萱這張父親節的卡片讓我落淚好久，好懂事的一位好孩子，為什麼卻是如此坎坷，令人萬般的不捨與心疼。

捨，所以長期以來都會固定贊助她的生活開銷。這位孫女士的心腸非常柔軟，之前不時會跟協會買米，送給需要的社福機構，聽到協會裡的孩子有困難，也會不吝伸出援手。

但是萱萱的媽媽也很了不起，他們家雖然是低收入戶，而且又住在偏鄉，但她覺得無功不受祿，堅持不肯接受孫女士的好意，後來在大家的勸說之下，才讓孫阿姨贊助萱萱在臺東市租房子的部分費用。

萱萱和晶晶兩個人是高職同學，當初都是經由學校轉介到協會的第一批孩子，她還有一個妹妹在北部念大學，也是屬於重度多重障礙的孩子，同時患有聽障和腦性麻痺。

他們這些孩子，有時候在認知理解和表達能力上會有落差，比方說，當你跟他傳達一個訊息時，他們有時會完全抓不到重點，往往會因此在溝通上產生誤解，而他們偏偏又是似懂非懂、半大不小的孩子，每個人或多或少也會有一定的固著行為，如何和他們「有效溝通」真的就會成為一個非常關鍵的重點。

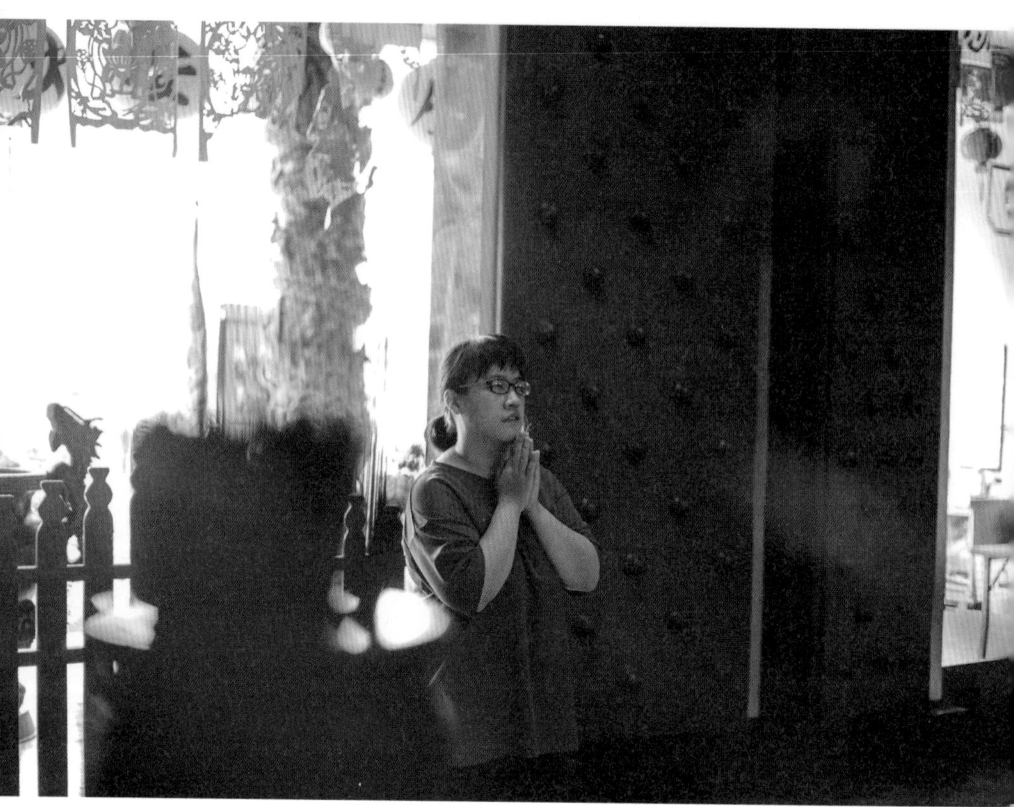

家住在廟旁的萱萱，拜拜祈福已成為她生活中的一部分，也給了平靜的心情與希望。

迎接生命中的燦爛陽光

小貞是個患有嚴重腦性麻痺的孩子，不僅手腳協調方面有障礙，因為肌肉僵直，她的口語表達能力也受到極大限制。雖然她的情況如此，不過她卻是一個個性倔強，凡事都堅持自己做的女孩子。

她在一個單親家庭中長大，可是在家裡，奶奶和媽媽都把她捧在手掌心呵護，極為疼愛她。小貞的媽媽是在一家自助餐工作，所以沒有收入上的問題，弟弟在畢業之後，也在鐵工廠上班，所以家裡的經濟還算過得去。

小貞是在東特（臺東大學附屬特殊教育學校）念書時，來到協會實習的。她在實習的時候，大家對於她的表現都非常肯定，時常讚美她，而她也和時下年輕的女孩子一樣，非常愛漂亮。

她是第一批到這裡的孩子，目前已經在小作所裡工作三年多了。記得當時我們曾去她家做家訪，小貞的媽媽告訴我們，他們家是中低收入戶，必須去工作才有收入，加上因為家住在知本，如果小貞要到協會上班，沒有人能夠送她過來，恐怕會有交通上的困難。

但是媽媽又害怕，小貞如果長期待在家裡，會讓她的情況更加退化，所以很希望她能夠出來工作，至少可以跟外界保持一定聯繫，否則這樣特殊的孩子很容易因為長期和社會隔離，造成行為上的退縮。

後來有一次，小貞竟然在臉書上傳了兩則訊息給我，她打著：「孫爸」、「上班」，雖然只有短短的幾個字，但是卻強烈表達出，她想來協會上班的意願和渴望，從這個小地方不難發現，她是個態度非常積極的孩子。

幸好協會附近的慎修養護中心，裡面有一位老師剛好是他們的鄰居，可以在上班時順道載她來協會，得以實現她想來上班的願望。通常老師會在七點半將她帶到協會，我們也會請教保員提早上班配合她。然後小貞的媽媽大約下午兩、三點從自助餐店下班後，會從知本騎機車過來接她，一趟車程大約要四十分鐘左右。

但如果養護中心的老師要輪值夜班時，小貞便會因為交通的因素，無法出門

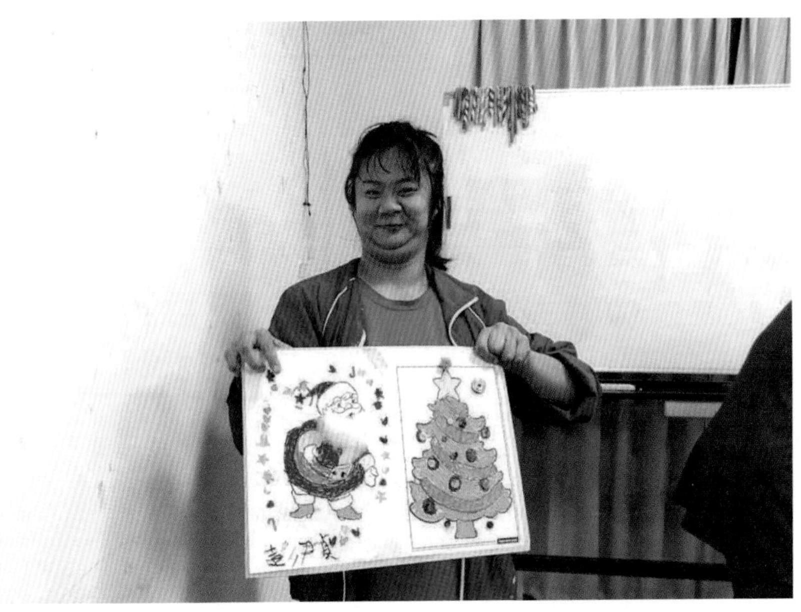

協會藝術創作課程，小貞的成果令人驚豔。

來協會了。小貞在交通上的困擾，直到後來協會買車了，能夠到她家接她上班才得以解決。

我永遠記得那一天，她笑得很開心，很燦爛，好像陽光因此照進了她的生命裡，當時她還拉著萱萱（協會另一個孩子）的手，兩個人一起走進協會。我從來沒想過，只是能夠出門上班，竟可以讓她感到這樣開心，看來協會募款買車，好像真的做

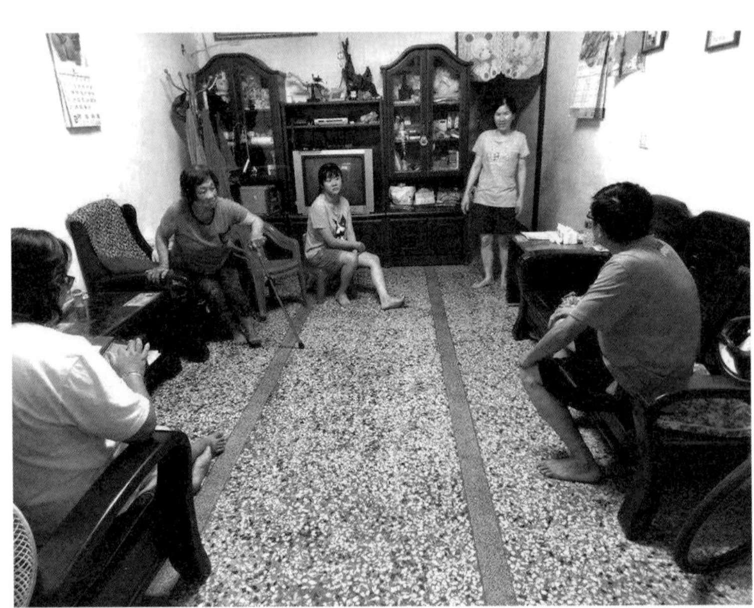

畢業半年因為交通不便無法到協會參加學員活動，第一次家訪發現不接出來孩子會有退化之虞，三個月後，協會終於買了一輛交通車接送，讓她融入非愛不可這個大家庭內。

對了一件事。但是行動較為不便的她，有一次因為意外摔斷腿，在醫院和家裡都待了一段時間，協會也趕緊拿出一筆急難救助金，幫助她解決醫療費用的問題。

另一件我覺得做對的事，就是為了這些孩子們裝設免治馬桶。

我真的很慶幸，一開始就接受了東大特教系王明泉教授的建議，在小作所裡裝免治馬桶。一方面讓教保員不必每天費心、費時的幫孩子們清潔和處理大小便的問題，不但有效解決教保員工作上的困擾，讓他們能夠穩定的在這裡工作，同時也讓這群身心障礙的孩子們沒有後顧之憂，有機會從家中走出來，真的大大減輕了家長、老師和孩子們的心理負擔。

這也讓我想起，當時在豐年國小服務時，校長張能發先生曾經告訴我的一句話，他說：「具有同理心是很重要的一件事。」因為有同理心，我們才能夠和他們這些身心障礙的孩子們，站在相同的高度和角度來看待這個世界，才能感受到所有他們覺得艱難、辛苦、開心和幸福的事情。

孩子慢慢來，我們會等你

家住在鹿野鄉永安村的阿舜，每天早上六點二十分就得搭上公車，在八點左右抵達臺東市，然後他在市區慢慢吃早餐，等到八點半時，協會裡會有專人去車站接他來小作所上班。

今年二十六歲的他，因為患有慢性精神疾病，曾經在庇護工場待過一段時間。阿舜的父親在他二十歲那一年因肝癌過世，所以他家同樣也是單親家庭。在臺東有許多父母親常常因為經濟因素必須下山打工，更辛苦的，甚至得到外地工作，久久才能回家一次，因此單親和隔代教養也成了臺東極為常見的情形。阿舜的媽媽非常年輕，一個人辛苦的帶著他，照顧他的日常生活起居。

阿舜平時做任何事，動作都會比其他同學慢，甚至就連吃飯也慢，而且還有注意力不集中的情形。先前他的媽媽覺得他沒什麼特別的症狀，不吃藥也無妨，因此自行停藥了四天。

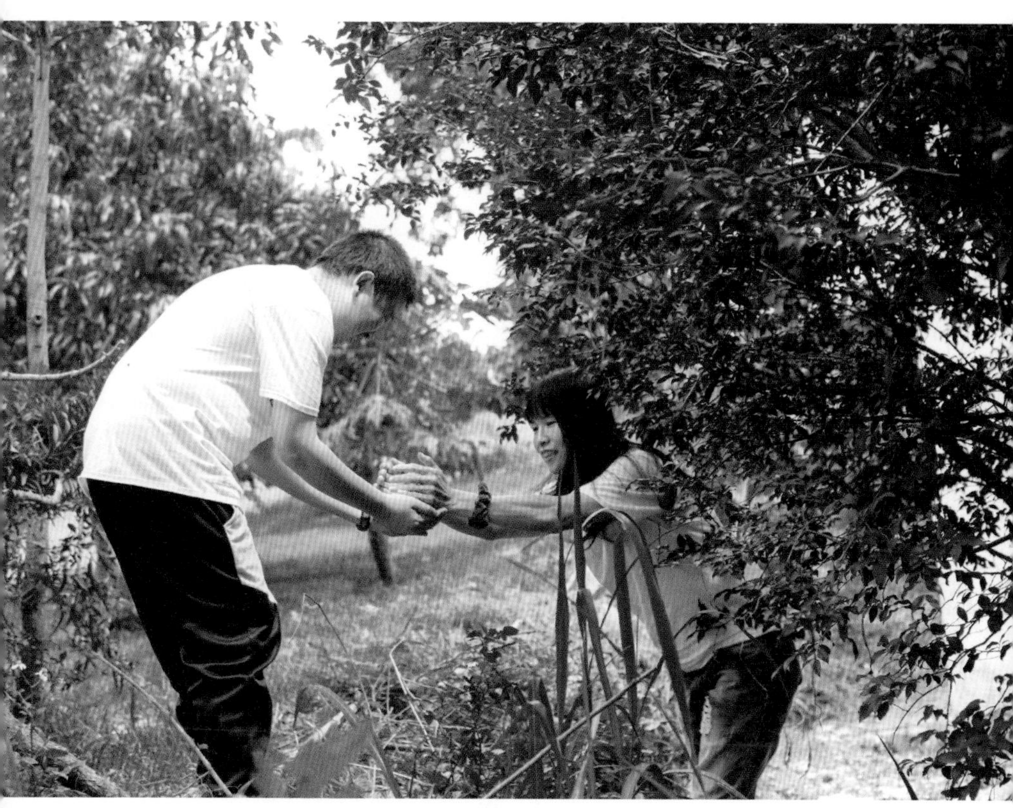

阿舜與母親在住家後面採摘酸甜的樹葡萄。

後來社工和教保員發現，他整個人顯得精神渙散，彷彿沒有靈魂的軀殼，像是變了一個人一樣，幸好回去休息了幾天，也再繼續按時吃藥，他的生活又慢慢上了軌道，重新找回以往的笑容，恢復平日裡快樂的模樣。

阿舜來到小作所將近有一年半的時間了，他的精神狀態也漸漸趨於穩定。家家有本難念的經，

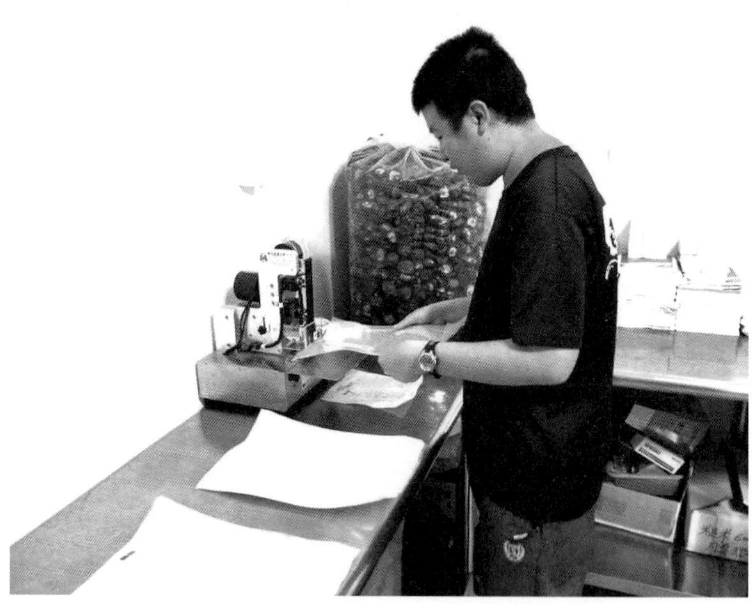

在包裝袋外層打上日期，這是需要很仔細對齊位置的工作，都是由他來完成，也充分發揮了他的優勢。

由於每個家庭背後各自有不同的情況和原因，並不是所有的家長都願意讓孩子出來工作，或者是接觸人群。

但是不可否認的，群體化的社會生活也是一種學習，孩子們之間有他們自己的溝通語言和相處模式，彼此還會互相幫助和互相影響，對他們來說，也未嘗不是一件好事。

永保開朗樂觀的笑容

提起叡哥的境遇，也是一個讓人格外心疼的孩子。他因為早產導致腦傷，媽媽在生下他半年左右就離開家了，沒想到，在他一歲的時候，爸爸也丟下他們走了。因此，從小就是由阿嬤和姑姑扶養哥哥和他長大。

在他六歲的時候，還不幸發生了車禍，經搶救後撿回一命，但卻傷及腦部，損傷之處還是用人工頭蓋骨修復，使得原本就有腦性麻痺的叡哥，行動更為不便。幸好他的個性樂觀，臉上經常帶著開心的笑容，讓每個見到他的人都會不由自主的被他感染那份快樂。

叡哥雖然沒有語言能力，但是仍然會和人保持良好的互動，他也是一個個性好強的孩子，凡事都想靠自己完成。

他的哥哥在國中畢業後，開始去當水電學徒，阿嬤目前六十幾歲，則是靠著在夜市擺攤維生。現在叡哥的哥哥正在就讀高中，也靠著自己的能力半工半讀，

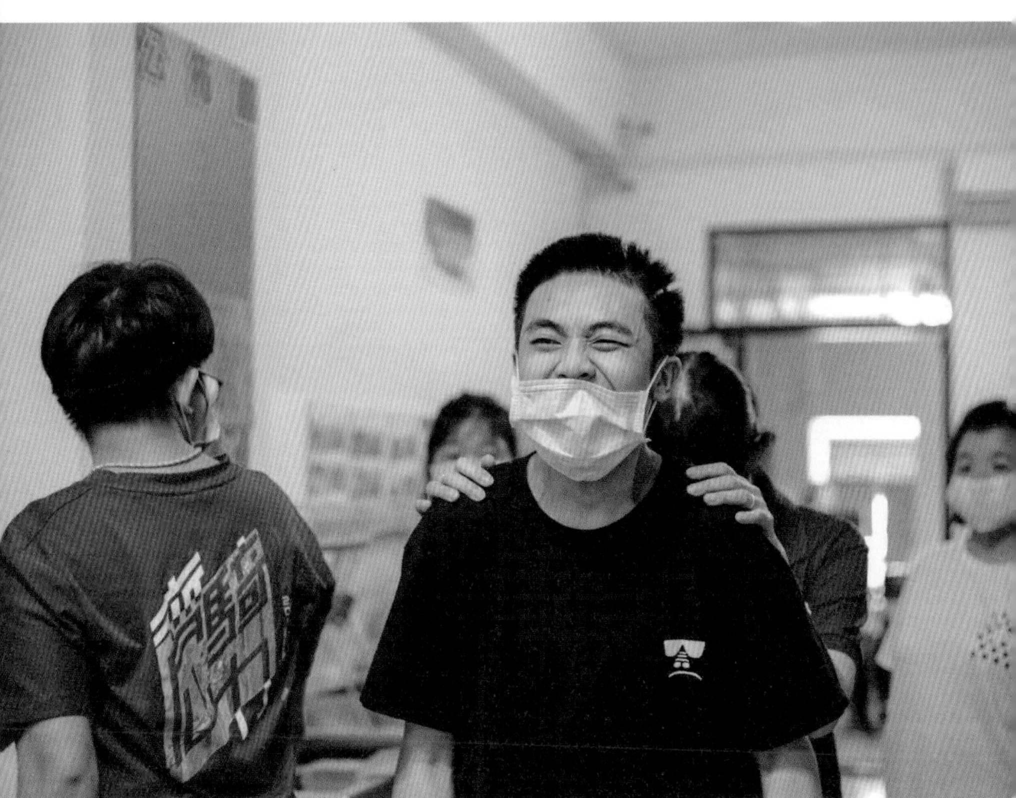

協會的開心果柏睿，給人第一印象就是他爽朗的笑，又喜歡開玩笑。

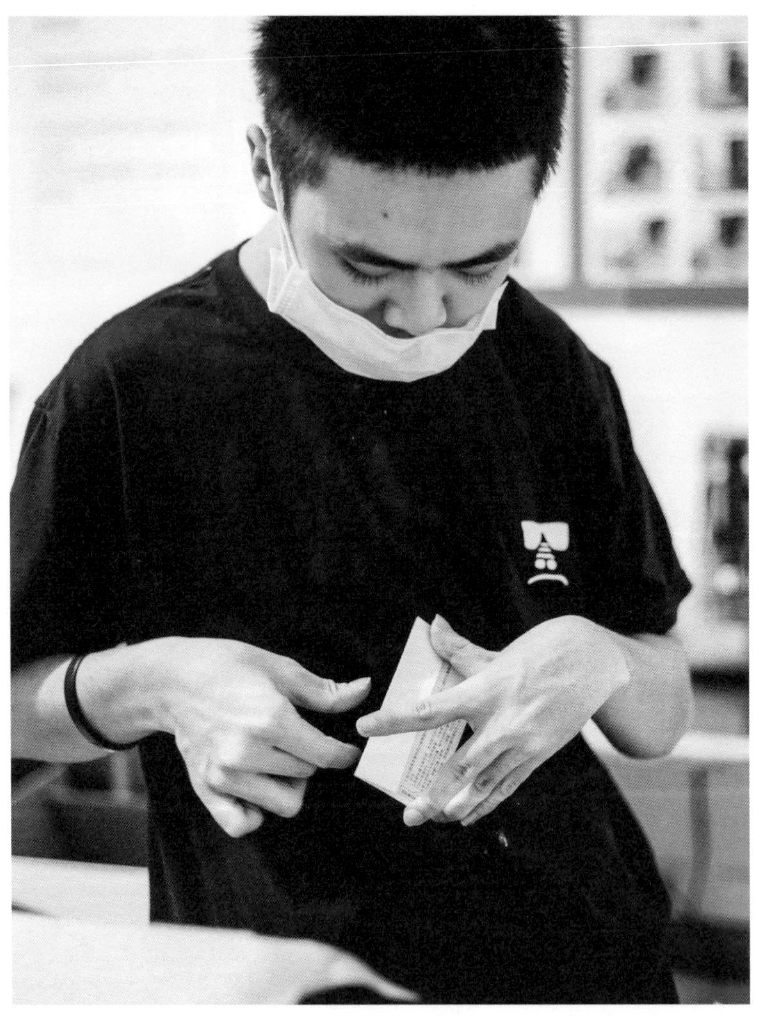

儘管腦傷造成他無法口語表達手部動作無法順暢，但他依然是如此認真的做好每一項工作，也能使他手部功能不退縮。

而且每個月還給阿嬤五千到一萬塊當零用錢。

但是阿嬤卻心疼地說：「這筆錢我怎麼捨得花？當然要存起來，讓他以後結婚時可以用。」

去年夏天，他從臺東特教學校畢業時，因為多重障礙的情況，導致其他的地方都不願意收他。後來經由學校的轉介，雖然協會已經滿額，但實在不忍心讓他面臨無處可去的困境，最後來到我們星兒手作工坊，所以他也是近期才收進來的最新個案。

由於協會空間嚴重不足，孩子們中午午休，都只能排排坐，趴在平時工作、用餐的桌子上睡覺，極為克難。對於那些肢體有殘缺，需要更多空間舒展四肢的孩子們來說，待在這樣擁擠的空間一整天更是難熬。

臺東其實還有好多、好多需要幫助的家庭，卻礙於空間不足，無法收更多孩子進來，我只能眼睜睜地看著需要幫助的弱勢家庭，帶著身心障礙的孩子四處碰壁，找不到地方可去。因此我們才會希望能夠買下一塊更大的土地來蓋房子，提供更為寬敞的空間，照顧更多的孩子。

我一直很希望能夠提供一個單純的環境，讓孩子們在無壓力的狀態，快樂的生活和學習。就像之前裝一組免治馬桶雖然要三萬多塊，但我始終覺得這筆錢花得很有意義，不但解決了教保員工作上的麻煩，同時也降低了孩子們出外時的門檻，讓他們更願意走出家門，接觸人群，始終保持一顆開朗樂觀，純淨的赤子之心。

一起上班最開心

妮妮是患有腦性麻痺的重度身障者，因此她的行動比較不方便，出入都必須使用助行器。她家住在小貞家附近，同樣都是來自臺東知本，而且她和萱萱也剛好是同一屆畢業的同學。

因為她的父母對她有比較高的期許和規畫，所以妮妮畢業後曾經待在家裡一陣子。沒想到，後來妮妮的爸爸在工地裡從高處摔下受傷了，目前是呈現植物人狀態，媽媽必須照顧他，所以希望妮妮能夠來我們協會。

腦性麻痺患者因為行動不便，身體機能其實是一直在退化當中，必須持續復健來保持身體肌肉的靈活度。但是復健只能減緩退化的速度，並不能完全阻止退化，如果他們始終待在家裡，更會急劇加速情況惡化。

此外，腦性麻痺會影響人的組織能力，不過目前她的表達和溝通能力都沒有問題，只是情緒容易緊張，只要小作所裡有人突然開門、大叫，或者是電話鈴響，她常常會被突如其來的聲音嚇到，對於周遭環境和聲音極為敏感，很容易受到驚嚇。

她的個性相當耿直，對於是非對錯非常堅持，是個喜好分明，情緒外顯的孩子，不過情緒控管能力也算是相當不錯的。

妮妮有一個哥哥和姊姊，家境小康，目前她的父親住在養護機構。因為她的情況較特殊，需要一個比較安靜的環境，在臺東農專附近，之前剛好有一個二十四小時收案的救星教養院要開幕，加上她是肢體障礙的情況，原本我們評估，妮妮去救星教養院應該會比較適合她。

可是妮妮告訴我們：「這裡有同學在，每天來協會上班都是非常開心的，因為可以和大家在一起貼貼紙。」即使有更適合她的環境，但她還是比較想來協會這裡。

「非愛不可希望工坊」所販售的每一包米上面都有產品貼紙，每一張都是孩子們認真、仔細的親手貼上去。我覺得，貼貼紙是靠運氣，又有點像是在賭博，貼正就是正的，貼歪就是歪了，但由於這群孩子們非常執著，一旦他們覺得貼歪

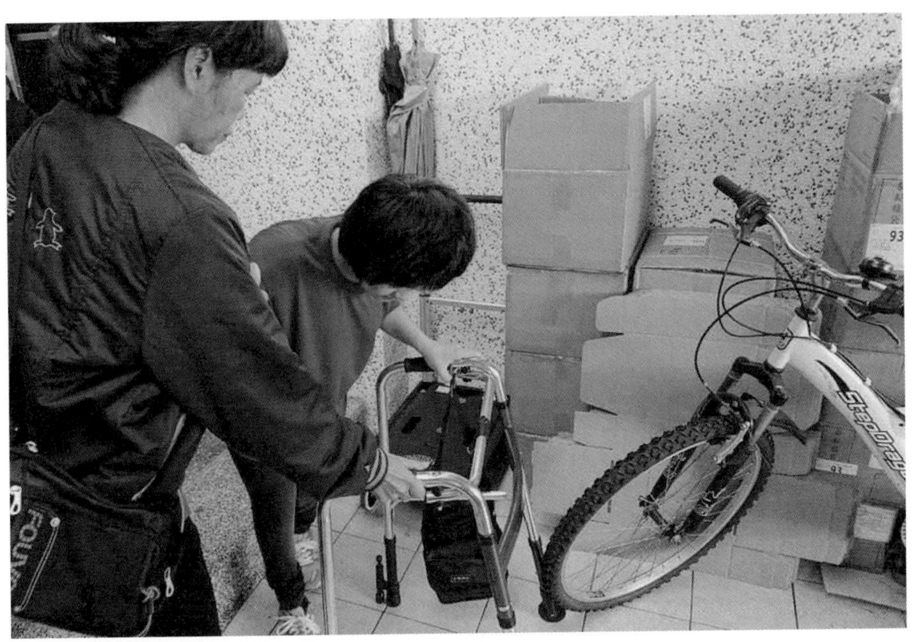

為了使功能不退化，每天努力地跨出每一步的妮妮。

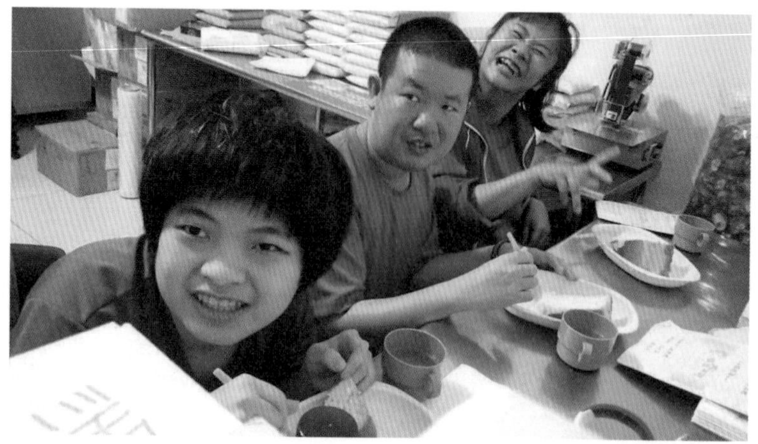

與小作所學員開心的午餐。

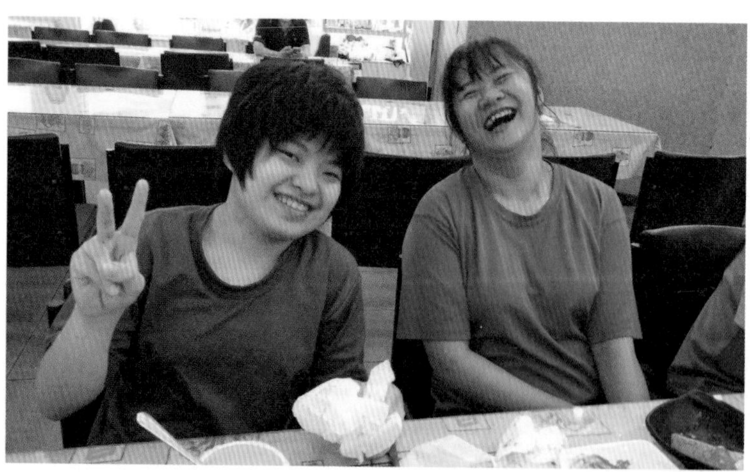

原本妮妮因交通不便畢業一年多都待在家中，之後得知協會有交通車接送母親及報名參加小作所學員，來到協會與昔日同學小貞相聚一堂滿心歡喜。

了，都會撕起來重新貼好。

環境其實很容易影響一個人的情緒，情緒又會直接反應在身體上，當孩子們的身體狀況不好時，就會影響到他們勞作的意願，而且這裡大部分的孩子都是非常容易受到干擾的，一旦他們受到影響，就會不想做事，容易累，而且還會碎碎唸和生氣嘟嘴。

目前協會收案共有十五個孩子，已經是過於飽和的狀態，所以我才會急迫的希望能夠提供給他們一個更大、更舒適的空間，同時也能照顧更多來自偏鄉的孩子。

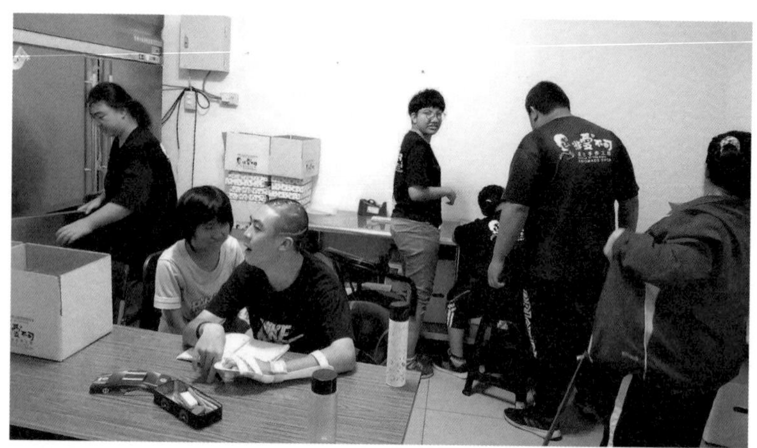

協會作業區的一偶，三～四坪大小卻擠了六位孩子。

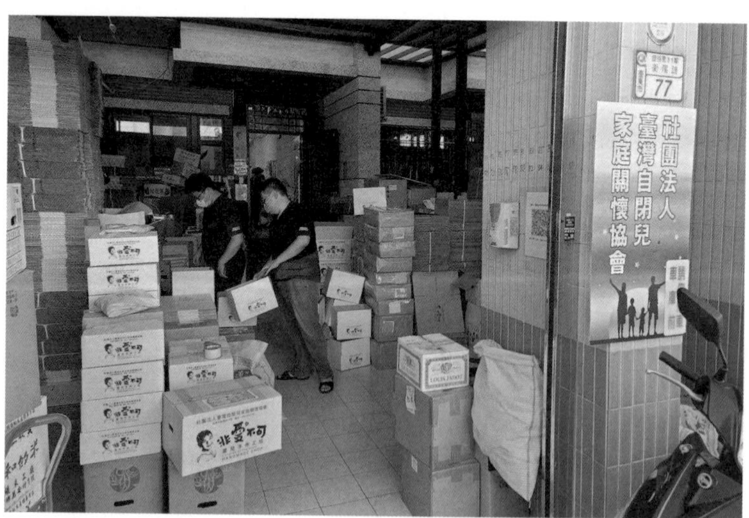

原本的車庫都成了出貨區。

建立共伴家園，刻不容緩

大概是去年五月初，有一回下班後匆忙趕至協會，準備開預接個案會議，其中這一位孩子就讓我心頭糾結起來，真的感覺好痛，好不捨。

這個孩子的年紀還未滿十八歲，腦傷又有語言上的障礙，由於父母雙亡，目前是由阿嬤扶養他，六月即將踏出校園。在了解他的情況後，發覺這樣的個案不是我能放手的，因此我決定接案，在我八月退休後，將陪伴他們一起過日子。

我的孩子們每一位背後都有說不完的故事，他們原生家庭的經濟情況都不是很好，他們的處境更不是人生勝利組可以體會到的，如同我上一本書《想飛的毛毛蟲》，由媒體工作者宗立婷所寫的推薦序那樣，一張又一張的鬼牌被我抽中。

看著這個即將要進來我們協會的孩子，何嘗不也是如此？甚至比我的遭遇更慘。所以我一貫的原則就是，要接案就接最需要幫助的孩子，無奈協會場地實在快容納不下了，因為我們都是一家人，孩子們也想靠著自己的雙手努力打拚，用自己的力量站起來，所以才會希望各位朋友一起幫忙，讓我能夠擴大生產中心，照顧更多的孩子。

目前我們受限於「非愛不可星兒手作工坊」的硬體空間嚴重不足，加上房子租期一天天的減少，好不容易建立起的共同事業，真的很可能因此而潰散。這是孩子們的希望，我怎麼忍心看他們唯一的希望就此破滅呢？

最近我們再收三位新個案進來後，就完全呈現「我們都是一家人」，非常擁擠的狀態，那將

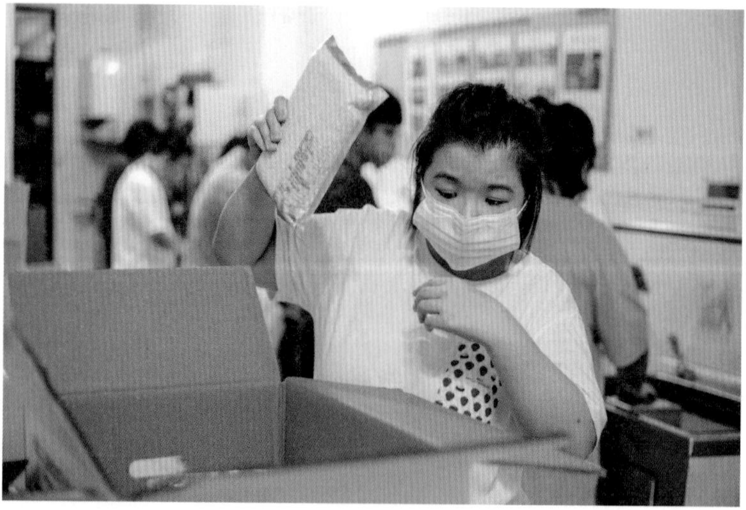

協會空間對這些孩子而言太狹小了，因此我必須設法籌措經費擴建。

來從特教學校畢業後的偏鄉孩子們，又將何去何從呢？因此各位就不難明白，我的心情有多麼急迫，尤其是越接近畢業季，看到家長們臉上抹不掉的擔憂，更是感同身受。

希望有了屬於自己的地之後，就可以安心踏實逐年存款做為建設基金，屆時新的工坊可擴建為兩至三個，可收容五十位的孩子，讓更多的孩子與家庭得到照顧。

然而臺東現在的地價已不似以往那般，我們只能想盡一切辦法，來提升協會產品的銷售量，而我所能做的，也只是每天在臉書寫出我們實際的情況與故事。

老實說，我很羨慕那些網紅以及一些高知名度的團體，他們只要在網路上出個聲或露個臉就有資源湧入，或者就有知名人士願意幫他們代言。然而這群孩子和孫爸既不是網紅，也不是知名人士，所以我們就只能寄望在臉書上看文章的朋友們，進行線上捐款或購買我們的產品，讓我的孩子們能夠繼續走下去。

自己真的不知哪裡來的勇氣與意志力，就這樣進行購地募款，很多事情不自己親自做過，是完全無法知道有多麼的困難。一路上一堆的問題只能一個個解決，買農地還要整地、填土、蓋擋土牆、申請雜項建照……

除此之外，還有層層的關卡要通過，還有要提出興辦事業計劃書，真的不是想像中那麼容易，真是要撞得頭破血流才能獲得寶貴的經驗。

到今天我才完全明白一切種種的困難，就是要告訴我「天下絕對沒有白吃的午餐」，但即便再辛苦，建立共伴家園也是刻不容緩的事情。

身邊的最大助力

共患難的革命情感

這些年，有兩位家長始終在這條路上默默支持著我，不離不棄，她們也是我身邊最大的助力。如果沒有這兩位工作夥伴的幫助，我一個人絕對無法做出現在的成績，現在她們也都成為共同投入理想的重要推手，如同我的左膀右臂一樣，她們兩位就是協會裡的雪梅老師和淑惠老師。

我和雪梅是在協進會成立第二年認識的，她的孩子是亞斯伯格症，所以後來她又生了一個女兒，希望未來可以照顧老大。

亞斯伯格症的孩子在語言學習方面比較沒有什麼問題，甚至語言能力比自閉症的孩子來得更好一些。不過，這些孩子們同樣是人際互動關係和情緒調節能力比較差，因為無法確切地表達自己真實的感受，並且清楚說出來讓對方了解，彼此認知的落差導致和他人的溝通上產生障礙，所以他們大部分的脾氣都不太好，甚至跟父母間的互動情況也不佳，有的甚至在視覺記憶方面會產生問題，也造成他們無法認字的情況。

可能是因為當時她的孩子即將高中畢業，恐會面臨無處可去的窘境，對於「走出校園的孩子該何去何從」她有很深的體會，因此她能夠感同身受，明白我的焦急和憂慮，所以雪梅非常認同我的想法，覺得我們應該早點著手去做大孩子的這一個領域。

我因為得到肺癌，在一〇三年手術開刀後便退出自閉症協進會，之後就一邊調養身體，也一直在思考，孩子和家

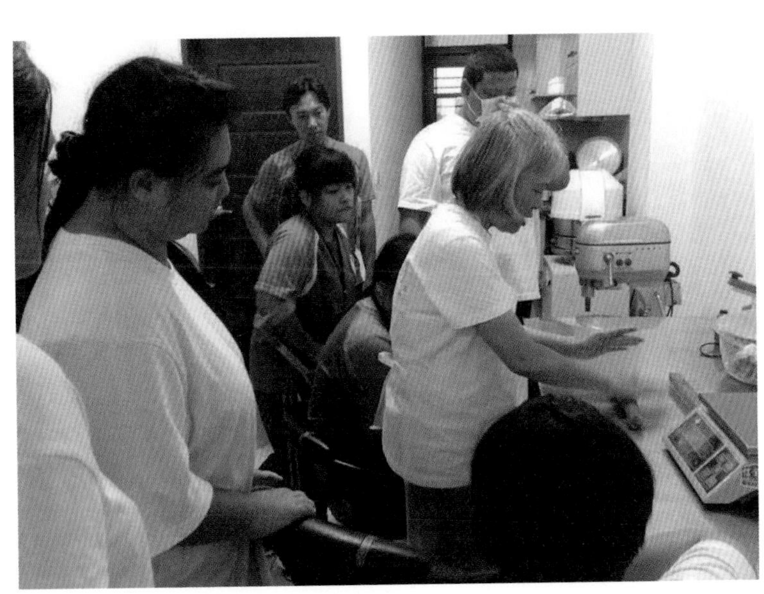

教保老師雪梅細心教導孩子如何做鳳梨酥。

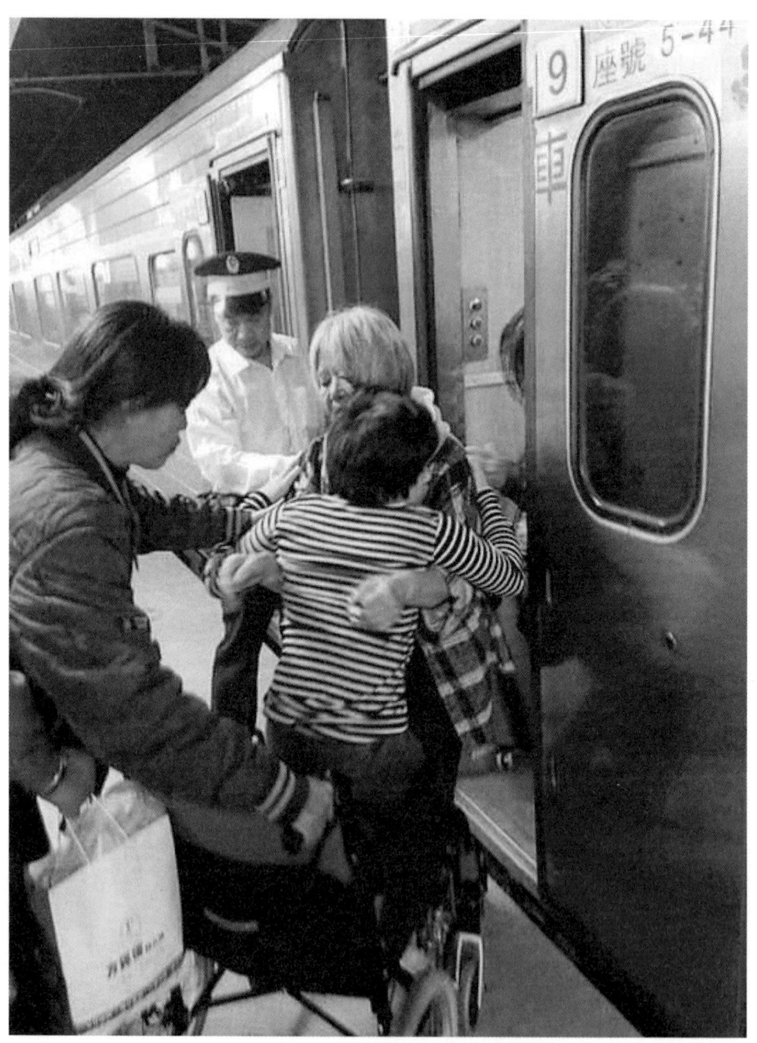

雪梅老師與淑惠老師合力幫助孩子上火車投入社會適應課程。

長未來的路該怎麼走比較好。

正巧雪梅的手藝非常好，她很會做鳳梨酥、蛋黃酥之類的點心和糕點，後來經由家長們共同討論，在二〇一四年底集結了十多位家長的力量，決定成立「星光媽咪希望手作工坊」，嘗試銷售各種伴手禮，為孩子們的未來共同開創一份事業。

起初禮盒的銷售成績很不錯，家長們都很高興，以為找到了一個日後得以發展的方向。結果後來遇到瓶頸，產品銷售進入停滯期，因為我們忽略了伴手禮只有在逢年過節時才有大量需求，平日的銷售只能用「慘淡」來形容。

雪梅非常了解大家的困境，為了拚一個孩子的將來，那段期間她未曾領過任何薪酬，無償幫助大家。雖然銷售禮盒的模式，半年後以失敗告終，但也為我們協會後來的發展方向，奠定了一個基礎，也算是一個不錯的嘗試和啟發。

隔年三月，在很多朋友的支持下，我們成立了現在的臺灣自閉兒家庭關懷協會。由於協會的經濟來源並不穩定，平時都是靠雪梅賣包子、麵包來支撐協會的開支，同時她也負責協會的會計工作，可以說協會創立有多久，雪梅就跟著我們一起奮鬥了多久。

「非愛不可星兒手作工坊」成立的前一年（二〇五年），在一位癌友的女兒溫曉夢小姐的幫忙下，將我們介紹給「于美人偏鄉地區弱勢關懷協會」認識，因此接到他們協會訂購月餅的大宗訂單，才成功打響了我們的知名度，協會也漸漸開始有了收入。直到小作所成立後，雪梅才開始正式支薪，我們和雪梅在中秋節前經常都是忙著做月餅到天亮，也因此建立了深厚的革命情感。

協會成立第二年，臺東縣政府開設了教保員的訓練課程，於是協會幫雪梅報名，讓她參加課程正式受訓，在取得教保員的資格後，她也成為現在孩子們最依賴的「雪梅老師」了。

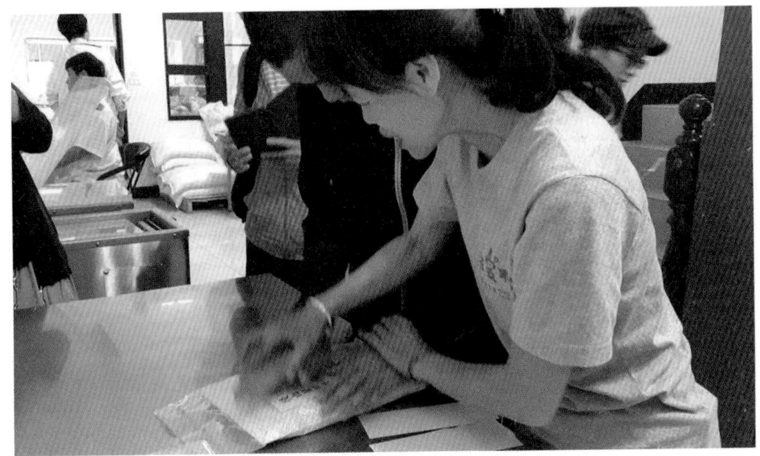

教保老師淑惠指導學員如何包米。

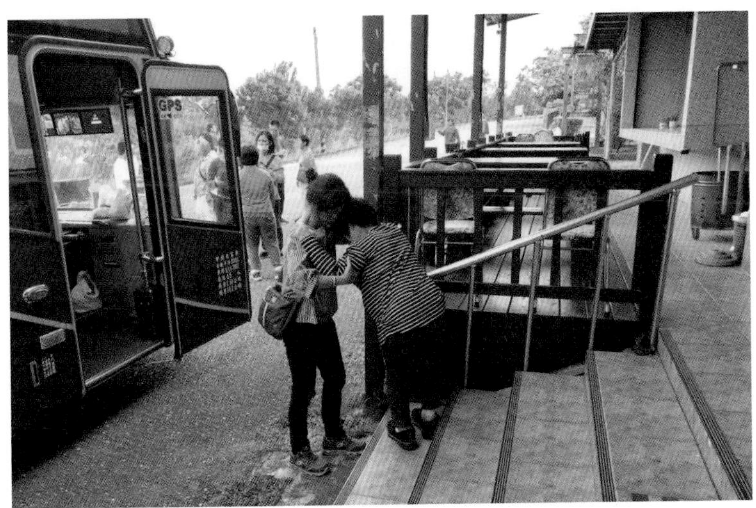

淑惠老師牽著學員下樓梯。

以一抵十，具同理心

而協會的另外一個最大的助力則是淑惠，她同樣也是當初參加自閉症協進會早療課程的家長之一。淑惠本身有三個小孩，她的孩子有一位是讀大學時，因為發生車禍而造成腦傷，還有一位則是患有自閉症，目前她最小的孩子還在念幼稚園大班，而她的同居人則具有多重性障礙。

或許正因為她面臨了許多生命中的磨難與困境，所以她在家長當中，算是相當具有同理心的，能夠把其他人的小孩當成是自己孩子一樣照顧與對待，也是少數我看到能夠真正落實「幼吾幼以及人之幼」的典範。

記得有一次，我們大夥好像是去高雄參加活動，當時我的大兒子阿策在車上突然說想大便，下車之後，淑惠老師立刻幫忙帶他去廁所，如果是其他人可能就會當作沒聽到，這件事也更讓我了解淑惠的善良與熱心。後來協進會需要一名會計，我想找她進入協進會負責會計業務，可是竟然受到家長們的抵制，不願意財務上受到監督，於是這件事情只好作罷。

在「星媽手作工坊」成立時，淑惠和慎修教保組長蕭美玉，以及志工陳秀雲都曾經多方面給予幫忙。所以成立家庭關懷協會時，我自然就立刻詢問她，是否願意到我們協會來當教保員。當時她有固定的工作和收入，而我們協會只是一個新成立的單位，日後是否能夠穩定發展仍然是個未知數，可是她卻毅然決然地說「沒問題」，讓我受到極大的鼓勵，甚至當我假日有事要出席一些活動時，兩個小孩也是多次拜託她幫我接送和照顧。

淑惠老師做事非常仔細，而且觀察入微，總能讓孩子們感受到一股安定的力量。曾經有團體來協會參觀，參訪結束後，他們告訴我：「一個淑惠老師可以抵十個教保員。」我想，這應該是對於淑惠的最大讚美與肯定吧！也是協會孩子們的福氣，能夠幸運的遇到這樣一位老師。

她曾經在臺東聖母教養院、慎修養護中心工作，並擔任過衛生部臺東區身心科照護員。有幾次當孩子因吞嚥困難而險些發生意外時，她的臨場反應總是很快，會立刻採取哈姆立克法急救，這或許跟她的職業敏感度很高也有關連吧！

之前曾經提到過，阿明每天搭車到臺東車站，然後再由教保員騎機車載他到協會，那位教保員就是我們的淑惠老師。阿明的體重大約有一百三十多公斤，而淑惠就這樣每天騎車載著阿明，往返車站和協會之間，直到淑惠老師的機車壞掉為止。

更要和大家特別分享的是，淑惠老師從來不罵小孩，或是說一句重話，這是相當難得的一件事，連我自己都做不到，當我們家那兩隻牛「魯」起來時，我有時也會耐不住性子的發脾氣。她真的是非常有智慧的一位教保員，願意用愛心去包容孩子們的不足，並且用耐心教導孩子，等待這些慢飛的天使們一步步的成熟、懂事和長大。

堅強後盾，專業指導

我和臺東大學特教系的王明泉教授是在一〇一年參加臺東鑑輔會（註一）認識的，至今也快十年了。王教授是國立彰化師範大學特殊教育博士，在特教學校的特教班擔任現場老師六年，是少數具有第一線實務經驗的教授，擁有相當豐富的教學經驗和完整資歷。對家長具有幾乎百分百的同理，對於特教生的生涯規畫更是有其獨到的見解，這幾年經常與我探究特教生生涯規畫及轉銜所遭遇的困境。

記得多年前在「臺東縣自閉症協進會」時，每逢週末假日，王明泉教授與程鈺雄教授都會帶領東大特教系的學生到協進會，和家長們分享如何教導孩子，和他們進行有效的互動。

王教授時常告訴我：「一個人帶兩個自閉症的孩子太辛苦了，需要適時放鬆，保有喘息的時間和空間，才有力氣走得長遠。」也多虧有他和一群東特的小老師們，才讓我偶爾也能稍稍放下重擔，喘一口氣。

王明泉教授相當具有同理心，因此對於弱勢團體也非常樂於幫忙和照顧。在我成立協進會時，完全都是採取自行摸索，土法煉鋼的方式去學習一切事務，但是他認為一定要有「專業」在協會背後支持，所以王教授不但義務指導我們協進會，而且還很低調，不願掛名指導教授或顧問，事實上他對於協進會的發展，和臺東地區的家長們實質性的幫助非常大。

我印象最深刻的是，他曾經鏗鏘有力的強調：「不該把輕度障礙的孩子放到集中式特教班」，所以在二〇一二年鑑輔會開會時提出「給孩子一個機會」。

他認為特殊兒在幼教時期是比較適合融合教育的，一生也只有這個時間點是最合適的，等到孩子上小學後，應該針對不同障礙程度做區別，改採集中式特教班或資源與普通班接受特教服務，才能夠因材施教，讓孩子得到更多的教育資源與各方面協助。

後來我再創立「臺灣自閉兒家庭關懷協會」，收了很多以往不曾接觸過的腦麻、智障、腦傷、視障、情緒障礙的孩子，在每次評估收案之前，我都會先諮詢王教授的意見，他也會專程到協會來為我們做進一步的職前增能教育研習課程，增加教保員的專業知識與技能。

比方說「工作分析法」是利用每個孩子的特性來畫分工作任務，或是以專業職能來進行個案研討，並且和我們分享如何用語言溝通卡和沒有口說能力的孩子們溝通。

他會在一開始先指導我們一些大方向的基本概念，後續的執行細節就是「師父領進門，修行在個人」，必須視實際情況再即

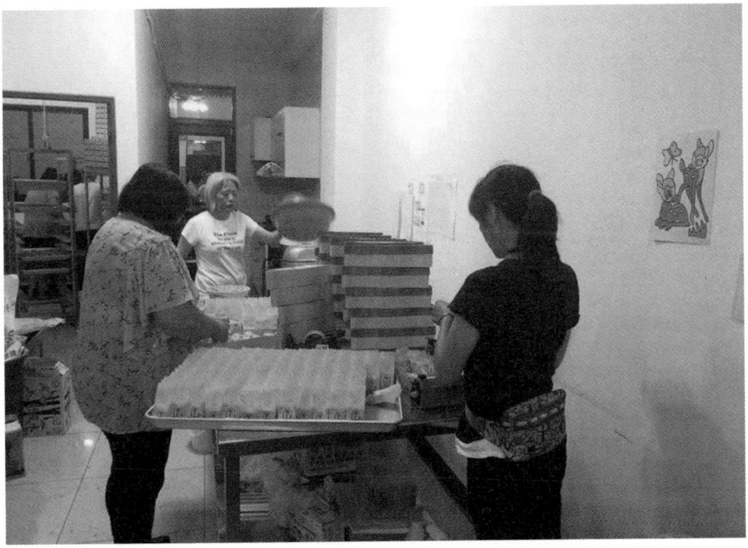

協會草創初期，雪梅老師與淑惠老師一起忙著製作鳳梨酥。

時調整。有他做為我們協會的強大後盾，至少讓我們在面對各種類型的孩子和不同的狀況時，至今也都能夠游刃有餘的處理。

協會第一年只收了三個孩子，第二年成長到八個，第三年約有十二、三個，到目前已經接近飽和量有十五個之多，未來期盼「共伴家園」能夠早日完成，等到空間更大，設備更加完善，屆時還能放置一些運動器材或是AI科技的儀器，我們也能夠請王教授教導我們更多這方面的專業知識。

註一：臺東縣特殊教育學生鑑定及就學輔導委員會

照亮前路，
點燃夢想的星光

慈悲大愛，人間天使

「涓滴之水終可磨損大石，不是由於它的力量強大，而是由於晝夜不捨的滴墜。」同樣的，一顆星星的光芒或許很微弱，但只要我們串起成千上百顆星星，持續不停的用力閃爍，也許就能匯聚成為一條璀璨的銀河，總有一天便能將這微弱的光亮，傳遞到你眼前。

這一路上，有許許多多的朋友們始終相信我們，給予我們很多的鼓勵與幫助，無論我們是處於順境或逆境，他們一直都沒有忘記我們，依然化身為協會和這群孩子們背後的強大力量，在大家看不到的地方默默行善，低調支持我們，猶如照亮黑夜之路的點點星光。

這些恩德我始終感念在心，也不敢忘記原本的初衷，和大家對於我寄予的厚望，一直兢兢業業的努力。《華嚴經》說：「不忘初心，方得始終，初心易得，始終難守。」我會用時間來證明給大家看，看看若干年後我的初心是否依然還在。

以前大家總是認為，「為善不欲人知」是值得推崇的美德，但是我卻覺得這些溫暖人心的舉動，應該要找個合適的機會說出來，並且記錄下來，讓更多的人都能夠知道這些善心義行，知道這個世界上還是有許多令人感佩的小人物，一直用他們的方式，一點一滴的，堅持努力的廣施大愛。

這些人多半都不是知名的大企業家，也不是追逐名利的名人，甚至有許多是罹患癌症的病友們，他們只是因為擁有一顆「人飢己飢，人溺己溺」的慈悲心，選擇了用這樣的方式傳達他們的愛心，這也是人世間最難能可貴的同理心和仁愛之心。

這樣看待生命的氣度和胸襟，更讓他們的生命高度顯得與眾不同，即使有一些癌友們已經先到天上去當天使了，但是他們的名字和善行應該被大眾認識並且記住。至少在我和協會所有孩子們的心中，這些都是現實生活中真實存在的人間天使，同時也是改寫這些孩子未來命運的貴人。

我在臉書社團認識了一位梁毓庭小姐，她的女兒因為得到血癌，除了正規的

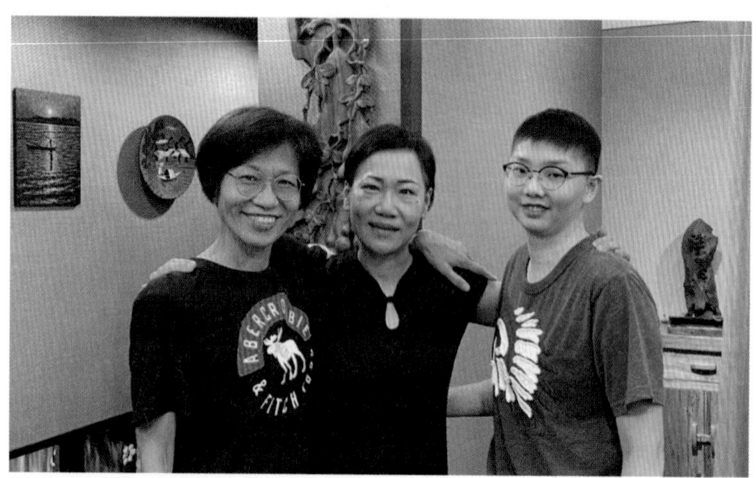

梁毓庭與罹患血癌的女兒一起和美髮師（中）合影。

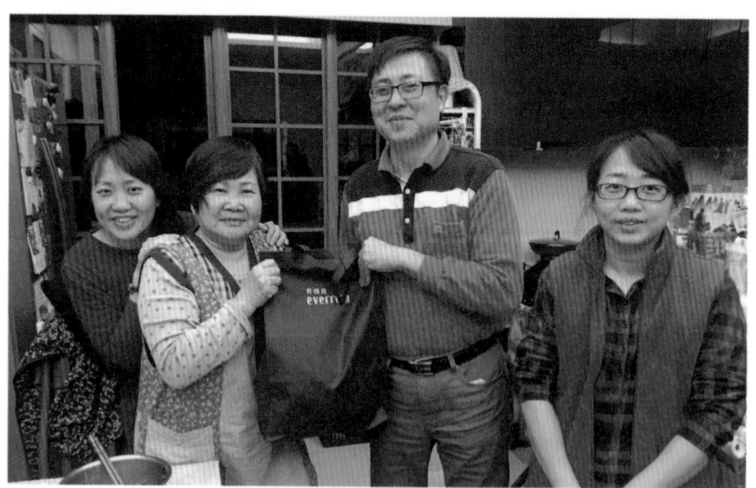

拜訪大稻埕最有愛心一家人陳惠美媽媽及女兒吳宛芳、吳宛玲。

醫療之外，必須移植骨髓才能完全康復。當時那個小女生正就讀高二，即使在治療過程中非常辛苦，有時還必須吃抗排斥的藥，身體也因為長期臥床而有褥瘡，但是她仍然展現了極為堅強的生命力，勇敢的面對所有辛苦和各種考驗。

我們那一群癌友和家屬們後來成立了一個Line的群組，大家平常都會互相分享許多健康資訊，在生活或是工作上有任何問題，也都可以在群組裡快速得到幫助和解答。

記得在協會創立後不久，有一次我隔天要到榮總回診，梁毓庭突然傳訊息給我，要我回診時帶著捐款授權同意書到醫院給她，因為她想用信用卡固定捐款給我們協會。從那時候開始，她就每個月固定捐款三千元給協會，至今五年多都不曾間斷。

也幸好老天保祐，毓庭的女兒後來骨髓移植成功，現在已經上大學了，回歸一個年輕人應該享受的美好人生歷程。

還有一位康新嵐是我們肺腺癌四期的癌友，目前正在化療階段，這位也是非常堅強樂觀的癌友，她渾身散發的一股正能量往往讓人特別感動，絲毫都不覺得她是一個生重病的人，而她同樣從協會創立初期迄今，每個月都會固定捐款一千元給協會。

我們這群人雖然只是平凡的小人物，大家也因為生病治療，經濟上並不十分寬裕。但我們可以說是「生死之交」，大家常常互相加油打氣，有困難也會彼此幫助，也許是處境相同，更能體會對方的心情和想法，有時候，癌友之間的鼓舞力量可能還比家長的安慰來得更為有用。

緊急救援，度過危機

雖然說「金錢不是萬能，但沒有錢萬萬不能」，因為缺乏經濟上的援助，協會草創初期，我最大的煩惱常常就是協會下個月的房租沒有著落。我記得很清楚，那年六月，我們連房租都付不出來，還是靠雪梅賣包子和麵包，加上我的一半以上薪資才能苦撐下去。

正當我還在為之後的房租發愁時，七月的時候，遠在臺北大稻埕的一位姐妹吳宛芳來電告訴我，她得到一筆意外之財，有將近四萬塊可以捐給協會，正好解決了我們當下最大的危機，八月和九月份的房租有著落了。如果當時沒有這筆錢，協會恐怕無以為繼，不曉得往後的業務要如何推展下去，我當時還在猶豫，是否要繼續做下去，還是乾脆解散協會。

和宛芳是在一個偶然的機緣下認識的，當時她正好要為一群自閉兒開畫展，是從另外一個家長那裡得知我的情況和資訊。那時候，剛好是我罹患癌症的期間，得知宛芳對於從事公益這件事非常的執著，聽說還被一個奇怪的人詐騙了大量的錢財，說是要幫自閉症兒童開畫展。當時我替她感到非常擔心與著急，還曾經介紹她捐款給肯納基金會。

後來，宛芳因為這些事情生病了，還得了思覺失調症，也幸好後來她及時發現，那些要展出的畫，牽涉到智慧財產權的問題而急踩煞車，否則她不曉得要繼續被騙多久。在她發病之前，離開先前工作的公司還被多報了一筆所得稅，後來便要求前公司將這筆錢還給她，她轉手就全數捐給協會作為房租之用，這就是她先前提到的那筆「意外之財」。

宛芳是大稻埕在地的第三代，從事文化導覽和公益活動，一家人都是非常虔誠的基督徒，對於公益活動，經常是愛心不落人後。聽說這還是她的姑姑言傳身教帶給他們全家的影響，她姑姑常說：「手心向下，有能力給予不要吝嗇。在這種家庭長大的小孩不會變壞，反而以後會感激家裡。」

吳媽媽告訴我，宛芳從小就會帶一些家境困難的同學回家吃飯，之後越帶越多，甚至帶了五、六個男同學回家，讓家裡的客廳坐滿了人，吳媽媽常常要煮很

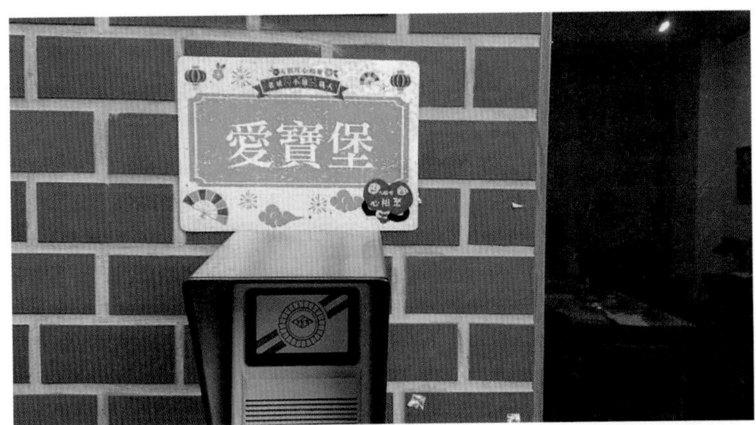

位於大稻埕的愛寶堡是個充滿陽光、充滿愛的地方。

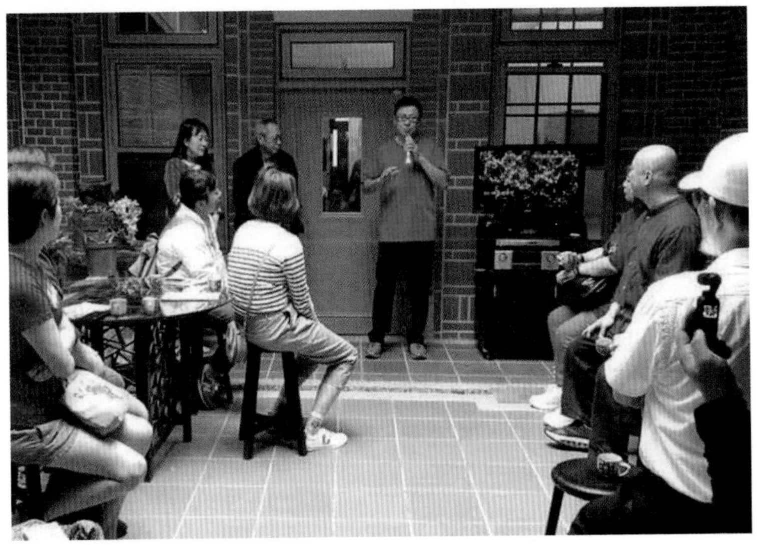

受邀參加愛寶堡所舉辦的文化公益活動。

多的飯菜，才足夠應付這些成長中的小男生，後來宛芳的妹妹也有樣學樣，繼續保持這樣的「家風」。

在協會開始賣星願米之後，宛芳她們全家人也是非常熱心的大力協助。那一年的農曆春節前，他們在大稻埕號召鄰里鄉親們幫忙買米，兩天就賣了一萬多塊錢，甚至還賣到幫忙外送，我們後來常常戲稱，大稻埕簡直是我們協會在臺北的分會。

我曾經好奇問過宛芳，她根本不認識我，為什麼願意這樣無條件的相信我？她告訴我，她有觀察我在做的事，所以感到很放心。吳媽媽則是常常心疼的對我說：「別人有一個自閉症的孩子等於是中頭獎（臺語），我還一次中兩個頭獎。」她每每提到這件事，都會因為心疼與不捨而哭了，我彷彿在大稻埕也多了一個疼愛我的長輩。

我們帶著協會的孩子去迪士尼樂園玩的那一次，先在臺北停留兩天，吳媽媽還幫所有的孩子們買日本料理店的壽司當早餐，並且還號召一群好友買了外套給協會所有的小孩，言行舉止之間流露的都是疼惜之情，完全把他們當成自己的孩子或是孫子般的照顧。

每次協會有什麼困難，他們往往動員全家支持而且不求任何回報，現在甚至擴大他們的影響力，號召大稻埕地區北街、南街的商圈店家，共同投入公益事業，我真的很感謝能和宛芳一家結下這樣的善緣。

迪化商圈，暖流匯聚

許瑪蘋正是另一位因為宛芳而結識的善緣。

有一年過年，宛芳幫忙推廣我們的星願米給附近商圈的店家和鄰居，所以便帶著我去大稻埕走走，順便拜訪認識一下瑪蘋他們一家人，瑪蘋的先生和宛芳是同學，他們家是在迪化商圈經營一家洋酒專賣店，那次我們只有簡單聊了一下。

第二次再去迪化商圈拜訪，瑪蘋說，因為宛芳非常投入的緣故，於是她不斷地爬文，看了許多協會的臉書內容，才真正了解協會是在做什麼事。記得瑪蘋那時候跟我分享，她說我們協會是個小單位，而且位在偏鄉不容易被注意到，一般社會大眾要捐款都會找比較大、較具知名度的機構，所以我們很容易被忽略。

而且我們才開始在網路上銷售米和農產品，完全不懂得如何行銷和包裝，加上相關的宅配費用與包裝等固定成本，毛利容易被吃掉，賣一包米其實賺得不多。瑪蘋不但幫我們思考如何降低宅配費用的成本，同時還分享了他們的宅配經驗，不僅如此，更是積極的幫我們的星願米做宣傳和推廣。

每年農曆五月十四日是臺北霞海城隍爺的聖誕，按照慣例，在十三號那天城隍爺都會出巡繞境，這在當地來說可是一件年度盛事。當時有很多店家會用米來拜拜，所以瑪蘋和宛芳建議我，可以客製化小包裝的米，讓店家可以買來拜拜，或是和人分享做功德。

之後每到普度，或是逢年過節時，我們都會接到來自臺北大稻埕的訂單，而且訂單動輒都是數百包，也讓我們感受到他們長久以來的關懷與照顧，我真的是感動到無法言語。

輾轉從宛芳那裡曉得，瑪蘋甚至在附近吃麵，都會碰到街坊鄰居詢問有關於米的事情，大家也很熱心的訂購星願米或是平安米，固定捐贈給家扶中心和一些弱勢團體，可見得迪化商圈的朋友們真的是非常熱情，愛心不落人後。

當我出了第一本書《想飛的毛毛蟲》，瑪蘋他們甚至還買了不少我的書放在店裡，如果遇到有興趣的左鄰右舍就會送書給他們，同時還介紹協會和我們的產品，無形中也讓更多的朋友認識我們。我真的不曉得竟然有這麼多好朋友，一直默默在支持著我們，用他們的方式幫助我們協會成長和壯大。

瑪蘋告訴我，她小時候家裡的環境比較困苦，所以她從小就半工半讀，經常得兼好幾份差。念書時，還曾經接受過老板的爸爸長期資助助學金，她當時很惶恐，不曉得是否該接受這份恩情。老板的爸爸便跟她說：「將來有一天，當她有能力去幫助那些『真正需要幫助的人』，讓這份善意延續下去就好。」

等到她長大了才了解，一些小家庭如果發生變故，即使是再小的恩惠都如同「及時雨」一樣能幫上大忙。她也一直在思考能為我們做些什麼，「有些資源應該是要給真正需要的人，買東西是一時的，只有讓協會被更多人看見，對協會更加了解，才能發揮更大的影響力。」

所以，她覺得不是只有捐款才算幫忙，買書雖然只是小小的舉動，但也能分享這種善意，將善的循環傳遞到臺灣的各個角落。

我真的很開心，現在的社會氛圍真的很需要像宛芳和瑪蘋她們這樣的人——對人熱心熱情，不計較回報，不管旁人批評，憑藉著「雞婆」的真性情，有餘力就去幫助周遭的人。

有她們的鼎力相助，讓我看到更多人性的良善，同時也感到，這條路上，我並不孤單。

循序漸進，站穩腳跟

有一位鄭玉芳大姐，之前一直都沒有機會提到她。她是鹿野鄉農會的推廣部主任，也是一位非常熱心公益的人，因為鄭姐長期在農會工作，所以人脈非常廣。

當初成立協會之後，就是鄭姐帶我認識很多人，而且也將她的朋友介紹給我。例如袁大哥聽到我們協會要做的事，二話不說立刻捐了十萬元給我們，還有臺東縣工商婦女會理事長楊碧玉女士，不只非常熱心的連續三年都捐款，並且在各方面給予我們指導和幫助，而且剛好宛芳先前贊助的資金用完了，因此這些捐款對一個才剛剛創立的小機構來說，真的就像是一場及時雨。

楊理事長曾經語重心長的告訴我：「第一年人家會幫你，是因為希望你能夠站起來，第二年大家會期望你做出一些成績來，到了第三年，就必須要有一定的規模，才能夠永續經營。」直到今天，楊碧玉理事長的這些忠告我一直銘記在心，我也一直用這些話來鞭策自己。「人必自助，而後人助之」，如果一直想要靠別人，那麼自己永遠不會具備站起來的能力和勇氣。

小作所成立時，很多廠商的費用都是先「欠著」，只有辦公家具先支付部分款項，其他部分都是我們後來一步一步站起來，才慢慢還清欠款。我們初期的產量不大，訂單也不多，只有少數零星訂單偶爾要拿到郵局去寄，有時鄭姐都會在下班後或假日時，和我們一起整理協會環境。

當我們開始製作月餅販售時，

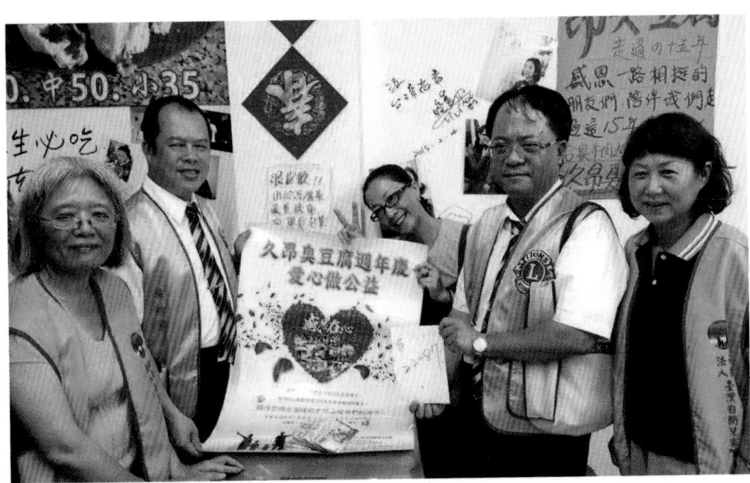

鄭玉芳小姐與臺東市正氣路久昂臭豆腐老闆娘劉香仁小姐舉辦義賣公益活動，在最艱難的創會初期給予我莫大的鼓舞與幫助。

鄭姐不只積極投入志工行列，時常和雪梅一起做蛋黃酥到天亮，然後再幫忙送貨，也熱心的介紹臺東縣副議長、議員們訂購了許多月餅，加上「于美人偏鄉地區弱勢關懷協會」的訂單，以及許多癌友和網友的力挺，讓我們那一年因為賣月餅而存了四十餘萬的基金。

而大量製作月餅的那一週，她與雪梅每天幾乎只有睡四個小時，這對於協會能夠站穩腳跟，存到第一筆錢，同時奠定日後的發展基礎幫助很大，我一直沒有機會向她說出我心中的感激，每次跟她說謝謝她都會罵我三八，真是一位直爽的大姐。

得之於人者太多

我之前也說過，我當了一輩子的公務員，我知道怎麼寫公文和跑行政流程，但是對於做生意的方法和行銷策略簡直是門外漢。況且術業有專攻，隔行如隔山，很多事情並不像我們想像中的那麼簡單，所以這一路上跌跌撞撞，也花了很多時間在嘗試和學習，例如：人、事、經費、器具、設備、經營概念和行銷管道以及宣傳方法，這些無一不是一門精深的學問。

如果不是有很多癌友及各個專業領域的好友，願意隨時當我們的智囊團和顧問團，不吝給予建議並且大力相助，協會絕對沒有辦法發展到今天的情況和規模，這一切，我只能說得之於人者太多，要感謝的人真的是太多、太多了。

透過一位旅居美國的癌友親屬介紹，因此認識了麗倫科技股份有限公司的負責人胡麗筠小姐。記得那是一〇七年暑假，大約是八、九月期間，我和協會執行祕書到臺北來推銷我們的中秋月餅，當時胡麗筠董事長還要我們帶著協會簡介，

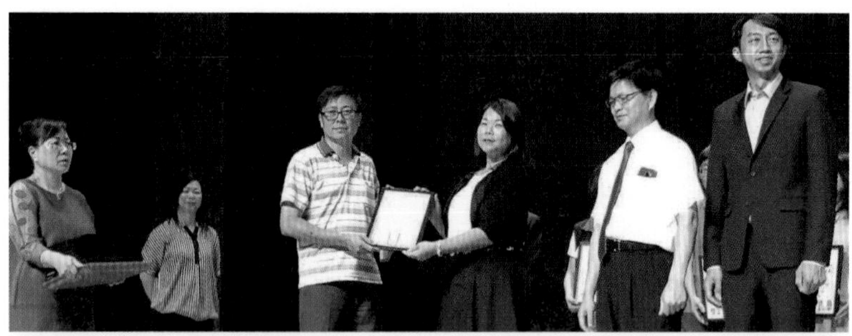

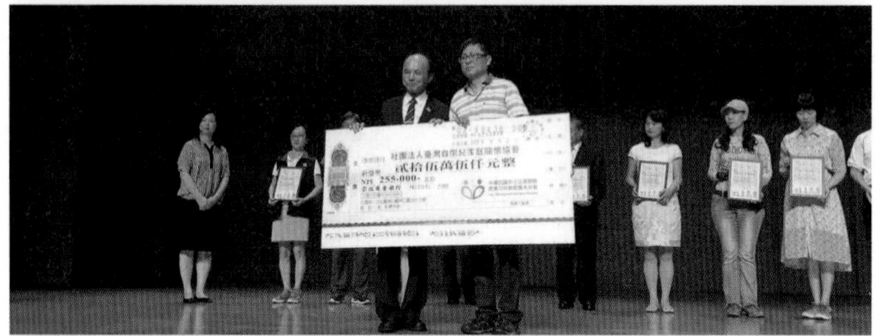

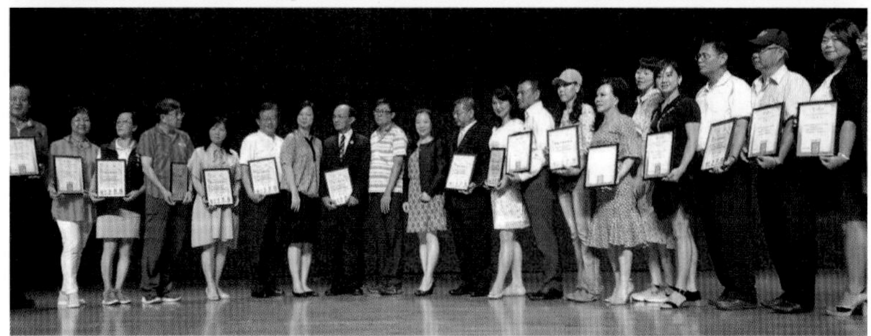

經旅居美國同學輾轉介紹認識麗倫科技公司董座胡麗筠小姐，在她指導下本會跳脫傳統經營運作方式的困境，邁入資訊營運，節省人力成本，大幅提高效率。

引薦我們參加全國中小企業聯誼會所舉辦的公益慈善活動，席間還介紹許多公司行號和商界人士給我們，也因此得到不少訂單和捐款，真的是由衷感謝。

十月份的時候，我們協會還特地到臺北的麗倫科技拜訪，當時胡董事長還分享了一些寶貴的商業經營概念給我，並且建議我們架設官網，一方面可以節省人力，不用每天在臉書上回覆訂單訊息，同時她也建議我們提高產品的豐富性，讓選擇更加多樣化，也更具市場競爭力。

最早期的時候，我們是用郵局寄送產品，一開始是用郵局的牛皮紙箱，我記得那時候只要購買三包米，滿六百六十元就可以免運費，扣掉整個宅配費用和成本，我們的利潤並不多。後來協會的執行祕書加入我們，才慢慢建立自己的logo，重新設計協會專用的白色紙箱，並且調整和檢視我們的包裝和物流，才漸漸變成今天的樣子。

當時在豐年國小服務期間，我旁邊坐了一位教育替代役男林昱豪，昱豪是臺北科大電機所碩士畢業，他看我每天在臉書上辛苦的一一回覆留言和聯絡訂購人，於是就在蝦皮網路商場幫我開立賣場，還協助我們拍攝產品照片，節省我許多時間和精力。

甚至在他退伍時還捐了五千塊給協會，但是年輕人還沒有工作收入，我當時不願意接受這筆捐款，但由於盛情難卻，他還是堅持想為孩子們盡一份心。前年他到臺東來探望協會的孩子們，又再次捐了八千元，之後的每一次碰面，他也都會捐一筆錢給協會，真的讓我非常感動，也讓我看到了年輕人對於社會公益的熱心。

記得兩年多前，我們為了要籌措孩子們去東京迪士尼旅費

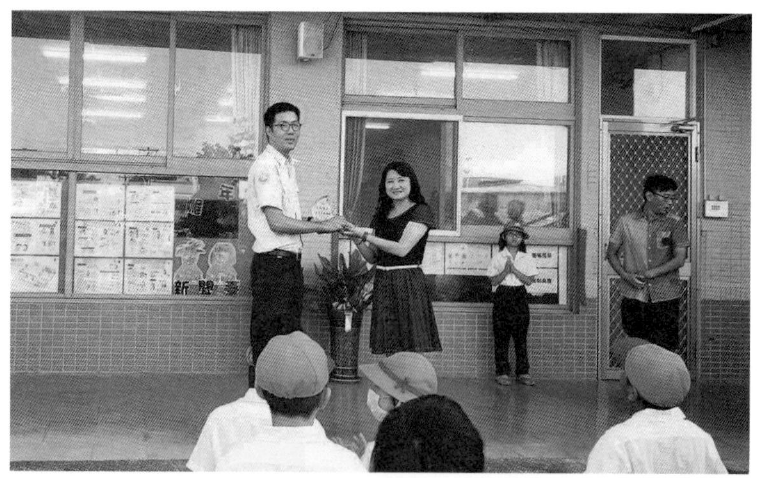

任職豐年國小幹事期間，在學校服役的替代役男林昱豪一路上幫助協會，在退役離校臨走時執意將平時省下來的零用錢五千元捐贈協會，令人敬佩與感念的年輕男孩。

而在臉書上寫下這則貼文，獲得社會上廣大的迴響。在那將近半年的期間湧進大量訂單，為了不耽誤出貨進度，我和教保員們只能趁著晚上偷偷幫孩子們趕工包裝。後來消息傳出，引起臺東縣政府多位替代役男的迴響，在民政處歐斐君副處長的媒合下也紛紛加入我們「黑天使」的行列，他們利用自己的下班時間，幫忙消化大量的訂單，協助孩子們賺取迪士尼圓夢之旅的經費。

誰說年輕人對於社會很冷漠和無感呢？我和教保員，以及孩子們都非常「有感」於他們所傳遞的熱情與溫暖。

引薦貴人，多所助益

人和人之間的緣分說來很奇妙，有一位住在臺北的許小姐，我都稱呼她為「多多媽」，我和她認識迄今十多年，當初我們是為了交換Hello Kitty的磁鐵，透過網路才認識對方的。

當時她還是個非常年輕的小女孩，我一路看著她長大，現在她不但結婚了，擁有幸福美滿的家庭，而且還生了一個小孩。我在臺北榮總住院開刀的那段期間，她和先生還帶著小孩一起到醫院來看我，並且不斷鼓勵我，為我加油打氣，要我保持樂觀的信念。

那天她從醫院離開之後，也許是心有所感，想幫我祈福集氣，她將我的故事寫下來，並且透過臉書分享出去。許小姐是孩子學校的家長會委員，沒想到，竟然讓許多網友因為這樣而認識了我們協會。之後，經由她的介紹，還認識了她的朋友——廖淑芬夫婦，以及其他許多單位，甚至我後來出書，她也是竭盡所能幫

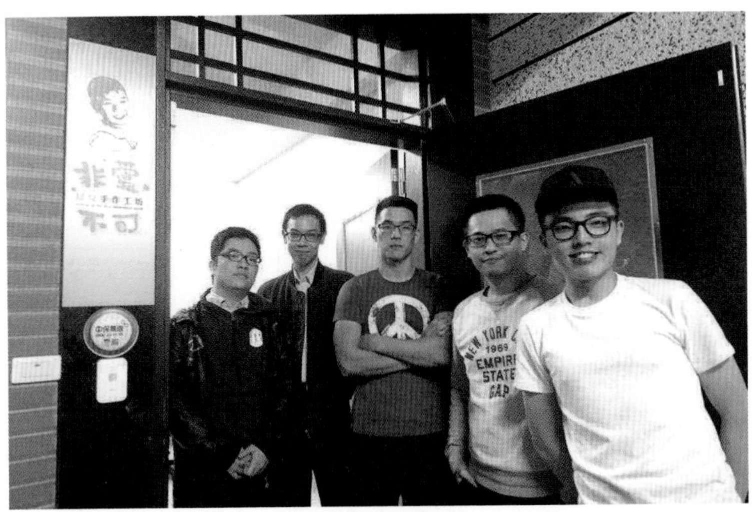

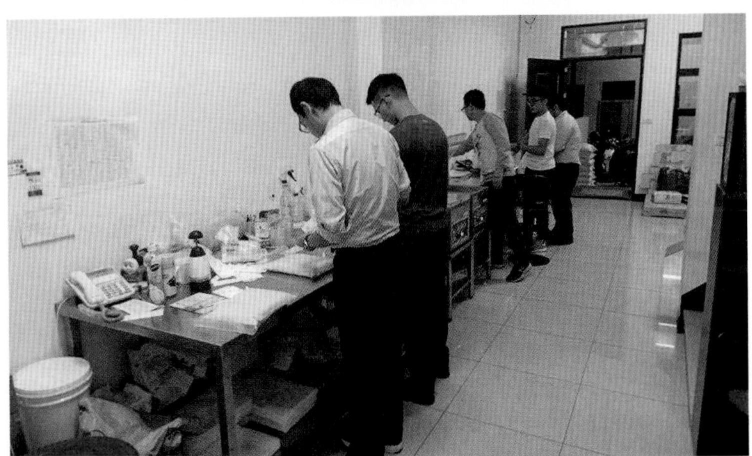

一群年輕男孩在臺東縣政府民政處服替代役時，得知協會學員在籌措前往東京迪士尼圓夢的旅費，每天下勤務時就自願來協會幫孩子包米出貨，他們都是晚上七點才來幫忙，因此我們都稱他們為黑天使。

我宣傳，還推薦我去廣播電臺接受訪問。

廖淑芬夫妻兩人都是熱心公益的人，對於協會的幫助更是不遺餘力，關於廖淑芬夫妻，我這裡也有幾個感人的小故事可以和大家分享。原本廖小姐每個月都會固定捐一萬塊給協會，前幾年，我們的包裝機頻頻發生故障，導致孩子們作業流程經常卡住。

對這些心智障礙的孩子們而言，很容易因為突如其來的變化和意外，產生無所適從的感覺。這些異於常軌的「狀況」，甚至會引發孩子們挫折、沮喪和恐慌的情緒。由於他們在感知統合和表達情緒上的不協調，或者說較為受限，往往不曉得該如何反應和處理意外狀況，只能藉由壓抑內在情緒，或者一些外在的行為舉止來宣洩他們的內心不安。

例如有些孩子因為家人出差、外出，發現突然少了某個每天固定在家的成員，就會大聲尖叫、喃喃自語，症狀嚴重的，甚至還會出現自殘的情況。

協會的孩子多少也是類似這樣的情形，老師們經常得花很多時間一再解釋與安撫，有些孩子甚至擔心收入會因此減少，生活經濟將會面臨困難，而產生焦慮不安的情緒。

由於我們只有一臺包裝機，每天在接到訂單後，才會將米分裝成小包裝再出貨，可能是長期過度使用，沒讓機器適時輪替才發生故障。有一陣子，真空包常常被米戳破，導致真空漏氣，我們也一直試圖找出原因。

後來去找碾米廠詢問包裝機，並且向袋子的材料商打聽，才發現原來是使用的米袋磅數不夠，廠商建議我們更換新包裝，同時也換新的真空包裝機，既可省去拍打步驟，還能一次包裝兩包米，可以大幅提高生產效率。

可是，買新的機器又是一筆額外的開銷，拖了好幾個月，直到實在不能不面對和解決。因為當時小作所成立之初，處處都要錢的情況下，為了節省經費而買了兩臺半自動的真空包裝機，孩子們每天都必須用雙手拍打米袋，藉此將米鋪平，平均的裝入包裝袋後再封口。

一方面，孩子們可能不曉得如何拿捏拍打力道，加上每天都得重複進行無數次這個動作，長期下來，有幾個孩子因此得了肌腱炎。我既驕傲於他們的自食其力，但也心疼他們「用盡全力」的付出。

因為這樣，才讓我萌生了要買一臺新的全自動真空包裝機的念頭，不但可以省去孩子們的拍打步驟，同時也能將米袋中的空氣抽出，提高產品的保存期限與品質，對於消費者也是一種負責任的行為。

當我們詢價得知，購買一臺機器要二十六萬元，跟我想像中幾萬塊錢的價格差距太遠，廖淑芬的另一半張歐忠正先生在商界工作，願意幫我們出面和廠商洽談，試試能否將價格壓低到二十萬元左右。

於是我鼓起勇氣，硬著頭皮在臉書上請求大家幫忙，希望能夠募得二十萬，購買一臺真空包裝機。當時，廖淑芬一口氣就捐了十二萬。

出乎我意料之外，這個訊息一貼出去，經由各界好友轉發，在短短兩天之內，一下子就湧進了五十萬的捐款，因為提早達成目標，只能一再呼籲大家不要再捐款給我們了。後來我們也接受張歐忠正先生的建議，用五十萬購買三臺真空包裝機，輪流使用以延長機器壽命，而且也可以將原本議定的價格再壓低。

剛好時值夏天，臺東的盛夏往往是高溫炎熱的天氣，這種酷熱的季節如果不開冷氣，一下子就會滿身大汗，相信夏季曾經到臺東旅遊的朋友們，一定都對臺東炙熱的太陽印象深刻。正因為天氣太熱，孩子們的情緒也比較容易浮躁，當時經費拮据，小作所只有一臺二手冷氣機及工業用電扇一臺，每天孩子們與教保員都揮汗如雨辛勤的工作，於是我想裝幾臺冷氣機，讓他們可以在舒適的環境中穩定工作。

張歐忠正先生得知消息，馬上自掏腰包贊助協會購買了好幾臺冷氣機，總共二十幾萬，而且還是購買售後服務相當有口碑的品牌。我告訴他，淑芬已經捐了十二萬給協會，想請他不要再如此破費了，但是他立刻用一句簡單的話回覆我：「我太太是我太太，我是我。」由於他的豪爽與堅持，也讓孩子們從此之後可以安心愉快的在夏天工作，對於他們夫妻兩人的熱心和同理心，我只有滿滿說不完的感激。

良師益友，真心「交陪」

有一位住在桃園的媽媽，因為孩子的特殊狀況讓我們在臉書上成為好友。許多年前，因為阿策就讀的國立臺東大學附屬特殊教育學校要到臺北參加滾球比賽，當時他是該校第一屆國小部的學生，我很擔心他們這群孩子沒有搭飛機的經驗，不知道會在航行中出什麼狀況。

剛好這位家長她曾經帶小孩搭過飛機，知道怎麼安撫孩子，而且非常湊巧，她曾在這家航空公司服務過，還特別聯繫擔任該班次的空服人員（她之前的同事），請他們幫忙照顧這群孩子。她還分享她的教戰守冊給我和學校老師，由於當時臺東對自閉症相關資訊非常匱乏，每每找她尋求幫助，她都熱心指點我並且寄了很多參考書來，也不吝分享她去上課時的一些筆記。對於一位未曾謀面的朋友，願意如此無私的分享和付出，我感動莫名，也因為這位良師益友，讓我安心了不少。

後來我到臺北榮總檢查肺部，這位家長還特地到門診來看我，帶了六千塊要幫助協會的孩子進行早療課程，而這六千元是她孩子所存的零用錢，她藉此機會告訴孩子在臺東有一群需要幫助的小朋友，並且教導他要學會分享與互助，同時又交給我一個她去求來的平安符。

我深受感動，老天仍然待我不薄，在我最需要什麼的時候，就會安排什麼樣的人出現在我身邊。這位家長的觀念很正向，也很積極，對別人更是無私的幫助，全然不計較得失。當我的孩子確診為自閉症之後，如果沒有網路上的這些資源，我真的不曉得該怎麼辦才好，幸好有這些「臉友」在我生命中及時出現。

還有陳儒輝與孫惠桂這對愛心夫妻，我也要特別的感謝他們。這位孫小姐自從一〇六年在他們好友的群組中，看到一位朋友的媽媽貼出我們星願米的訊息，於是主動與我們聯繫。她第一次聯絡就跟我說，開學了，他們夫妻想要幫助弱勢學童，請我們聯絡廠商訂購書包送至臺東大學附屬特殊教育學校，每位孩子都要有一個新書包，我們在開學第一週就將這一百多個書包送達該校。

從那個時候開始，他們就一直持續向協會訂米捐贈給北部某個慈善單位，雖然陳先生與我同是高雄人，但很可惜，至今我仍然沒有機會見到他們夫婦。事實上，在臉書上大多數的家長和網友，我們也都不曾見過面，靠的都是人與人之間的信任。

後來孫小姐無意中發現，她指定的受贈單位並未將米送到需要的人手上，於是改為選擇臺東的弱勢團體和低收入家庭捐贈星願米。此外，她也每個月定期捐款給協會，至今三年多來從不間斷，我從未見過像她這樣具有慈悲心的人。

孫小姐的先生從事建築業，她告訴我所做的這一切都是她先生在背後支持，冥冥之中種福田，最終會回饋到自己身上的，因此她認為先生事業順利，小孩懂事乖巧，是因為他們多年來對於慈善公益的付出。她還曾經多次問過神明，神明告訴她：「這個協會是可以信任的。」而他們夫妻曾經多次捐贈給不同的單位，但後來都不了了之，唯獨對於我們協會，多年來仍然持續的關注。

他們夫妻捐款後，都會把收到的收據在拜拜時給化掉，並且保留受贈單位寄給他們的感謝狀，我也會用Line將送米的照片即時傳給他們。

我始終覺得，做事是一種責信，捐贈之人沒空，等於是委託我代為協助處理，因此我更不能辜負他們的信任，可是孫小姐卻說，反而是我幫了他們。多年來，我們像老朋友一樣，始終以Line聯絡，以誠信相待，因為像他們夫妻這樣的人，讓我覺得付出真心與信任，反而得到更多無形的收穫。

一路走來，情義相挺

如果說到益者三友：「友直、友諒、友多聞」，那麼我這位癌友「成功李」可說是集這三種特質於一身。

這位李大哥是一位建築公司的老板，也是我在Line群組裡面，多年的「生死之交」。我認識他的時候，他是腎臟癌四期，雖然如此，但是我從來沒看過這麼不像癌症病人的人。他生性開朗樂觀，非常正向和積極，也很愛開玩笑，每每跟他聊天，總是能夠引得周遭的人捧腹大笑，絲毫感受不到癌症在他身上留下什麼陰影，所以他也是極少數腎臟癌四期的病人，還能撐過七、八年的患者。

李大哥他常常教我如何保養身體，也分享各種養生觀念和醫藥資訊給我，和他聊天，除了能夠得到滿滿的正能量，他的博學多聞總讓我受益匪淺，多年來和我保持著亦師亦友的關係。更重要的是，每每協會有什麼困難和狀況，需要什麼樣的幫助，他總是第一時間跳出來幫我，從購買設備、贊助捐款，提供急難救助金，還是尋找資源等，他總是為善不落人後。

像是之前阿策的同學得到淋巴癌，李大哥得知後，立刻匯了一筆錢慰問他，即使後來這個孩子還是不幸走了，李大哥還想要幫忙付喪葬費，不過此部分已經由市公所處理了，最近因為要寫書而聊到這件事，他卻根本不記得，想來是捐款無數次，多到根本記不得了。

問他為什麼這麼熱心，每次他都輕描淡寫地說：「舉手之勞而已。」但根據我多年的觀察，李大哥是那種寧可自己辛苦一點，麻煩一點，也要不計得失，去幫助有需要的人。

不僅如此，李大哥的個性更是嫉惡如仇，看到不合理的、不公平的事，總是不怕得罪人敢直言不諱，我時常覺得，如果生在古代，他應該是那種路見不平，就會拔刀相助的俠客。可是他的心腸卻非常柔軟，除了願意無私的在金錢方面幫助別人，也願意付出時間和真心去關懷別人。

多年前，有一次我到臺北回診，結束後他卻帶我去內湖三軍總醫院探望另一位癌友，不斷地為他加油打氣，看著他站在病床邊，溫柔鼓勵癌友的樣子，我心中竟然浮現龔自珍的詩：「不是逢人苦譽君，亦狂亦俠亦溫文。」這詩句根本就是在描寫他的嘛！後來聽說有幾個癌友不幸離世，李大哥也因此消沉難過了好一陣子。在成立協會之前，我們有一個癌友群組，裡面有超過數百人，都是得到癌症的病友。我因為自己曾經經歷過，加上個性雞婆，所以想著能幫什麼就無條件的盡力去幫，包括用藥、取藥之類的訊息分享。

李大哥原以為我是有什麼目的，才這麼多事的到處幫人，後來發現，我經常幫別人做一些吃力不討好的事，但又因為嘴笨，講不贏人家，即使被誤會了，吵架也吵輸人，所以李大哥私底下總是叫我「孫笨」，但其實想想他才笨呢！他幫過的癌友不比我少，只會更多。

他多次勸我，做好事也要預防別人利用我，要我專心做好協會的事就好，而且我的口才不好，不要花時間，浪費力氣和人吵架，重點還吵輸人家。

我也曾經問過他同樣的問題：「在這麼多公益團體中，為什麼選擇相信我和協會？」

他竟然直白地說：「因為你笨啊！讓人實在是看不下去了。有很多人只想平

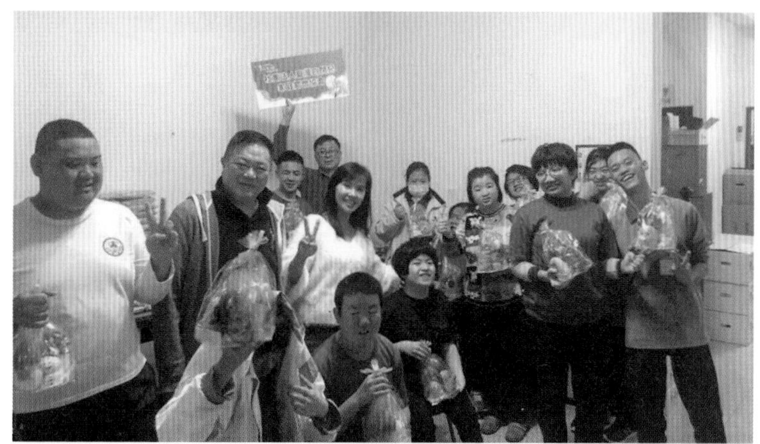

聖誕節當天，李成功夫婦特地從臺北拖著兩大箱精緻的聖誕老公公造型甜點，搭飛機來臺東探望孩子們。

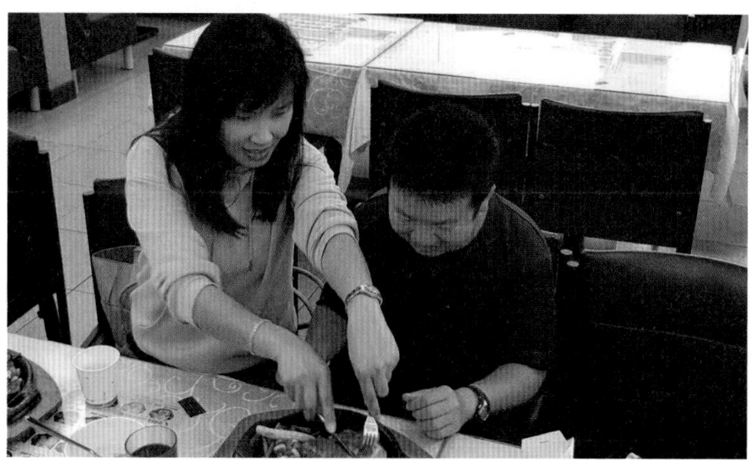

因為阿舜手部肌肉較難施力，李成功夫人賴佩玲小姐幫阿舜切牛排。

白得到別人努力耕耘的成果，卻自私的不想付出自己的一丁點貢獻，但凡事要有取捨的標準，就像巴氏量表，要有一個評斷的標準。」一段話直指重點，卻說得我啞口無言。

我知道他有很長一段時間一直在吃標靶藥物，因為副作用的緣故，常常會讓病人承受各種生理和心理上的痛苦，即使如此，他仍然覺得自己很幸運，至少還有及時發現，還有治療和吃藥的機會，有些癌友們卻連這樣的機會都沒了。所以只要他力所能及，總是盡力的幫助別人，例如年初我們曾和許中華院長一起到多良山上的部落，幫助一個阿嬤蓋房子，李大哥就是其中一位資助者。

這兩年協會一直在籌措募款，準備希望工程的購地計畫，打算蓋一座生產中心與日照中心，以及共伴家園，期盼未來能讓協會的孩子可以自給自足，永續經營，既不會造成社會成本的負擔，也不會變成其他手足一輩子的包袱。

我當然要借重李大哥的長才，邀請他擔任我們的工程總顧問，有他這樣專業的建築界人士幫我把關，在建材用料和工程施工方面，我也更能放心。否則以我這樣的外行人，不曉得要拖到哪一年才能夠完成這個「終極目標」呢？

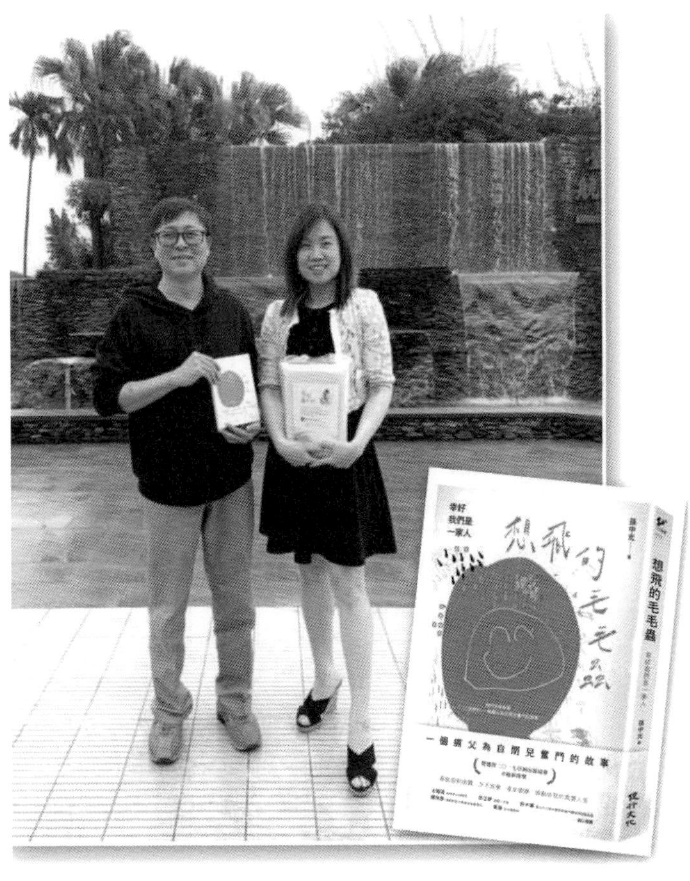

趁著神老師來臺東演講，趕緊到臺東機場與協會的大恩人神老師合影，這張照片還是神老師幫忙美編的。

訂單爆增，有如「神」助

我常跟人說，協會能夠站起來和順利發展，有三個重要的關鍵人物對我們幫助非常大，對我來說意義深遠。

第一位是碾米廠的小農陳政鴻，如果不是他以超優惠的價格，提供嚴選優質池上米給我們，並且在初期只收極少的運費，還讓我們的欠款等到協會有錢再付，今天臺灣自閉兒家庭關懷協會根本沒有賴以維生的基礎。

第二個則是大稻埕的吳宛芳，在我們房租付不出來的時候，宛芳恰如及時雨捐助的「救命錢」，讓我打消了結束協會的念頭，因為就是這兩個月的房租讓我們撐到中秋節，也就是在那一年的中秋節讓我們起死回生，才很幸運的能夠堅持到今天，這都要歸功於她的熱心幫助。

最後要感謝的是讓我們的訂單呈倍數成長的神老師。幾年前，如果不是神老師運用廣大的影響力，號召她的粉絲們購買協會的米和捐款給我們，今天我們的

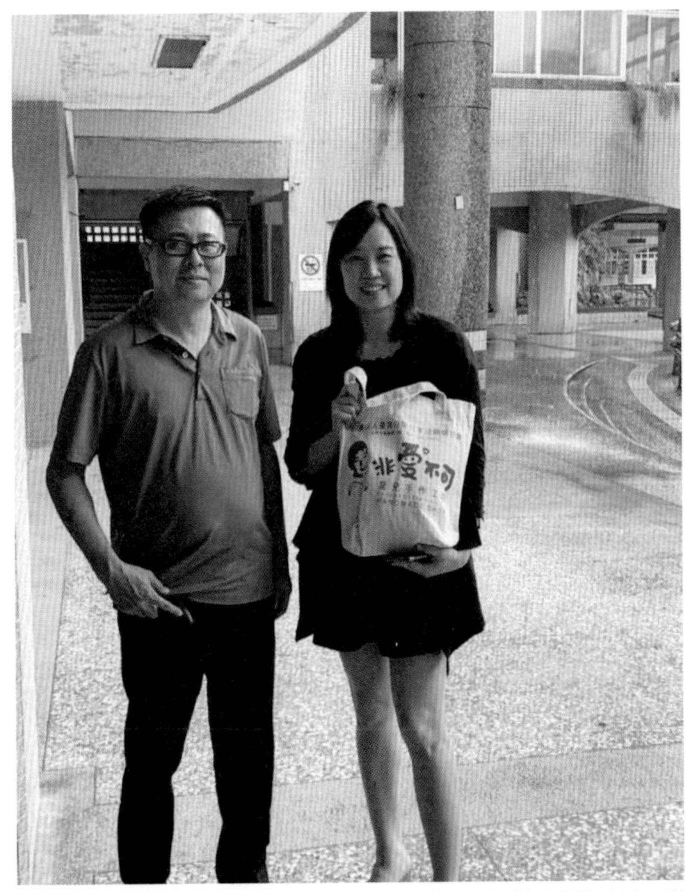

老師是協會背後主要推手之一，當初若沒有她一而再地介紹協會給一群充滿正能量的朋友，協會及所生產的星願米也不會有這麼多人認識及幫助我們，只可惜與神老師只有這張照片，弱勢孩子永遠的神老師。

知名度和訂單量不會如此快速的成長。

說起來，神老師之所以會認識我們協會，也要感謝一位花蓮的家長洪媽媽，將我們協會的星願米推薦給神老師。

應該是二〇一六年的暑假，當時我大概是下午四點多到達協會，淑惠老師告訴我，中午有一位從基隆來的老師到協會參觀，不只用心的詢問各種問題，同時也拍照記錄，很多小地方都看得很仔細，當時我並沒有想太多，只覺得不愧是老師，連參觀都這麼用心做筆記。

隔了兩天，我接到洪媽媽的電話，她問我：「你們這兩天的訂單是不是突然變很多？」我正感到疑惑她是怎麼知道的，才曉得原來前幾天來協會參觀的就是神老師，她把我們的故事寫在臉書上，引起了極大的迴響，難怪這幾天協會突然湧入大量的訂單和捐款，幾乎是原來的五倍之多。

我後來才曉得，原來神老師是一位任教於基隆地區的國小老師，同時也是知名的作家，出版了很多本和親子教育有關的書。她經營的粉絲團擁有二十餘萬的粉絲，經常為了各地需要幫助的特殊孩子而四處演講和經驗分享，她總是請廠商將要給她的業配獎金直接捐贈給各地的學校單位和弱勢團體購買教材或輔具。

除了呼籲粉絲訂購我們協會的產品之外，之後她也多次貼文，而且還私下捐款給我們，並且轉介廠商捐款給我們協會。我從來沒想到，遠在臺東一個沒沒無聞的小單位，竟然也能得到神老師如此多的幫助。神老師告訴我，她看到協會裡這麼多身心障礙的孩子需要幫忙，她腦海裡只有一個念頭：「不能讓協會倒了」。

有一次她來臺東演講，回程在等飛機時，我在機場簡單請她吃了頓飯。在聊天的過程中我才更加認識她，她像個急公好義的俠女，經常無私的分享和幫助需要幫助的人；她也像個打火隊一樣四處奔波，哪裡需要她，她就去哪裡。

同為特殊兒的家長，我們都走過同樣的路，也同樣在學校服務。她不管考績，不為名、不為利，一個人全心在特殊教育和公益領域上衝刺，不由得讓人心疼起這個外表看起來美麗柔弱的女老師，卻是志氣遠大，總是精力充沛的面對一切挑戰和磨難的「神老師」。

前兩年，我特別找了一個機會去基隆拜訪她，同時帶了些協會的果乾和我們的紀念環保袋送給她。同時我也告訴神老師，這是小朋友和協會對她表達的感激之意，禮物雖然很小，但是心意卻很厚重。

後來我也變成神老師的鐵粉，每一次看到她發文，都深深覺得她是一個不可多得的好老師，不但非常具有愛心，而且還很有耐心和孩子互動，對於生活上的一些細節也非常用心教導，是一個很有智慧的老師，能夠當她的學生真的很幸福。

我們協會的孩子雖然不是她的學生，但是因為她也讓更多人認識了我們，例如在德商公司服務的闕雯惠小姐、臺南永康的愛心媽媽幸良玉，還有很多媽媽們團購買米、捐款，甚至今年能夠快速募款到一千九百多萬，我想這當中有很大的原因是源自於她的影響力，所以我們協會的孩子，因為神老師也變得很幸福呢！

知足、知不足、不知足

前面的章節有提到，我們小作所裡面有好幾個孩子是住在比較偏僻的山上部落，或是距離臺東市區比較遠的鄉鎮，像是：萱萱家在東河，阿明家在太麻里，晶晶住在成功鎮，小貞和妮妮家都在知本，阿舜則是住在鹿野。

有幾個孩子因為行動較為不便，加上臺東沒有針對身障者的低底盤公車設計，如果家人無法送他們到協會，孩子多半只能選擇待在家裡了，然後過著漸漸與外界失聯的生活，例如小貞畢業後，就在家裡待了半年之久。因此，就很需要有一輛用來接送孩子的交通車。

剛開始的時候，到孩子家裡做家訪，或者贈送物資、棉被和食物，一直都是開著我那輛開了十五年的休旅車，後來車子也很老舊了，開到幾乎快爛掉，於是最後選擇報廢賣掉了。我當時覺得，協會還是應該要買一輛中古車，只要車子可以開就好。

剛好有一個癌友任素慧，她把統一發票中獎的獎金兩千元捐給協會，觸動了我想要募款四十萬買一輛二手車的想法。我在癌友的群組裡和大家商量，最後在臉書上募款買一輛二手車，一個星期後達到募款金額，於是我便告知大家錢已經夠了，請大家不要再捐款了。

有一位高榮崇大哥是癌友的先生，以及很多人都在臉書留言詢問，問我「為什麼要買二手車，不乾脆買一輛新車？」記得我當時回覆大家，我既然說了要買二手車，就要有誠信，如果我今天募款卻買了新車，那就表示我太「貪」了，而且也違背我對大家的承諾。

記得高榮崇大哥講了一句鏗鏘有力的話，猶如當頭棒喝敲醒我，我這輩子永遠都不會忘。

他說：「你個人的誠信難道勝過老師和孩子們的安全嗎？孰輕孰重你難道不曉得嗎？」他更強調，「而且山區的路多半不好走，開一輛不知道車況如何的中古車，萬一發生意外，你將老師和孩子們的安全置於何地？你讓他們的家人該怎麼辦？」

我後來靜下心來理性思考，覺得高大哥說得非常有道理，這是我個人的不足之處，我只想到自己的責信問題，卻沒有針對老師們的安全多做考慮。於是我在公開道歉信裡寫著：「對不起！孫爸失信了，但是為了老師、醫師，以及孩子們的安全，我們還是必須要買一輛新車。」

結果出乎我意料之外，捐款竟然不斷湧進來，甚至達到七十萬。我告訴大家「錢已經夠了」，但是數字仍然持續往上飆升，最後達到九十一萬，我只好

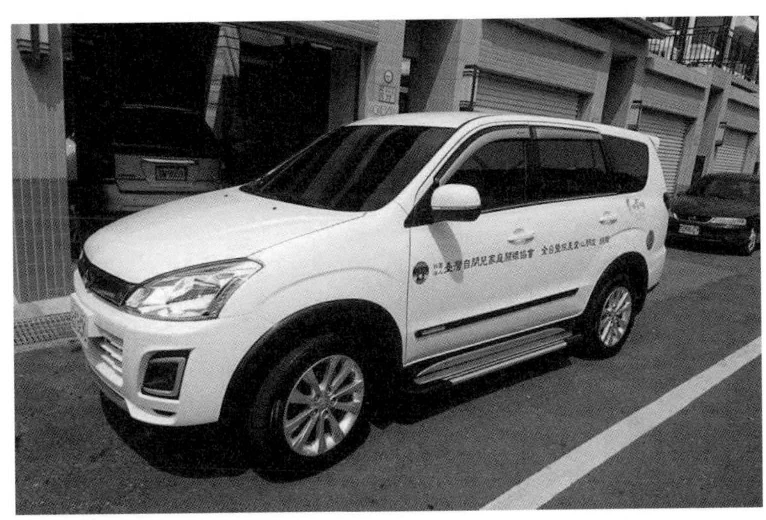

為接送偏鄉學員，原構想募資四十萬元買一輛二手車，在捐款人強烈建議下，在三週內我們共募集了九十一萬多元購置協會第一輛嶄新的交通車。

一直阻擋大家捐款。

從這件事我得到一個啟發，就是大家看到我的誠信，我始終認為人要知足，錢夠用就好，勿迷失在名和利當中。當我告訴大家錢已經夠了，不需要再捐款了，但是捐款人和捐款金額仍然一直持續湧進協會，就是因為大家相信我只取足，不會利用捐款人的愛心胡亂揮霍，不知「足」的上限在哪裡。

就好比家長留下錢給孩子，原本是無可厚非的事，但是對於這些身心障礙的孩子來說，他們當中有很多人是沒有金錢觀念的，加上又無法自己管理錢財，留錢給他等於是在害他，被人詐騙的可能性比較大。我常常在想，將來有一天我走了，不如將財產捐給基金會（成立基金會是我們未來的目標），同時也能幫助二、三十個孩子，讓這些後天手足可以一起相互扶持，這樣不是更好嗎？

可是大多數投身公益的人最後都變了，往往沉溺在閃光燈和掌聲中，而忘記了初衷。更不可給了家長們希望，最後又讓他們一再的失望，還不如不給他們希望，給了希望卻換來失望，對家長而言是非常殘酷。

現在的我，每一步都走得戰戰兢兢，我已經跌倒過兩次，如果到了我這個年紀再跌倒，就會爬不起來了，因為沒有多餘的時間再讓我重新開始，而社會大眾將如何看待你？還會給你機會嗎？所以我怎麼能夠不格外謹慎一點呢？

有朋
自遠方來

芸芸眾生，有緣相會

四年多前，也是我肺腺癌手術後的第二年，當時一直擔心癌症是否會復發，可不可以度過所謂的五年存活期，就在徬徨和擔心的情況下，認識了幾位很正向的癌友，其中一位是腎臟癌四期的癌友「成功李」。

有一次，李大哥突然跟我說，如果我會擔心的話，不妨去找臺北市立聯合醫院昆明院區的中醫——許中華院長看看。當時因為掛不到號，還特別拜託許院長「加號」，就這樣和許院長結下不解之緣，也讓我整個身心靈得到完善的醫治。

每次到許院長的診間回診時，總是像去看老朋友的心情，他整個人散發出強大的正能量與慈悲心，最重要的是，在他眼中所看到的世界都是美好的，每個人都是良善的。那一整年的回診，常常讓人在不知不覺中靜下心來，感受到寧靜平和的磁場。

說起來，許中華院長和臺東的緣分還挺深的。

先前院長曾經和癌友及志工到花東一帶騎腳踏車，享受東部地區青山綠水間的好風景，藉此紓解工作上的疲累。因緣際會之下，他從一〇四年十一月起，帶著臺北市立聯合醫院昆明院區的中醫醫療團隊和寬心協會組成的志工服務團，每個月都會固定到臺東縣達仁鄉來義診兩次。

每次許中華院長他們還沒到之前，便有許多病友早早就在現場等候，有些人甚至會帶自家種的農產品，或是自己製作的小菜、小米酒，當成感謝醫療團隊和志工們的小禮物。剛巧那年年底，適逢臺東豐田大

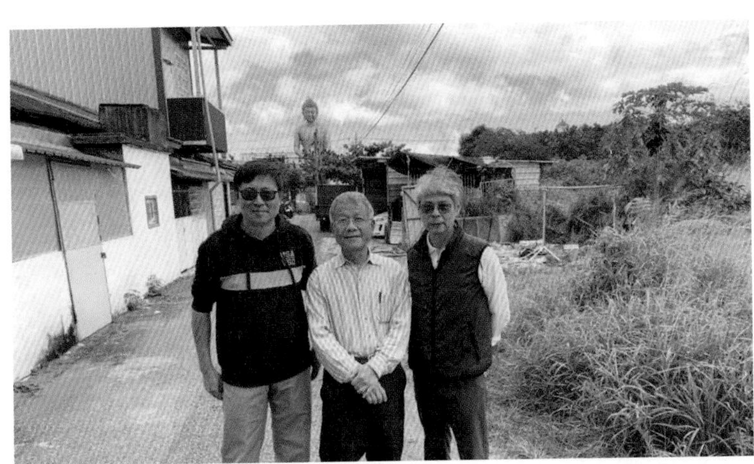

臺北市立聯合醫院昆明院區許中華院長（中），右為臺灣寬心癌症關懷協會癌友志工許宏宗先生，他們每月均前來臺東為病友義診，同時也常至臺東偏鄉進行各項關懷活動。

佛動土，許院長也參加了開工儀式。

後來在一〇六年，許院長他們又增加了賓茂國中的義診，幫學生們診療一些運動傷害及生活常見的疾病，義診活動也在臺東一直持續進行了好多年。前兩年，在達仁鄉提供義診場所的演觀法師告訴許院長，在臺東市區有棟房舍可供協會使用，院長查詢地址後，意外發現地點竟然就在大佛側方，許中華院長更是讚嘆「佛法不可思議」。

往常許院長義診都是帶著年輕的醫師和志工們，深入偏鄉進行義診。自一〇八年三月開始，則是增加了臺東市豐田的醫療諮詢服務，有了固定的辦公室，醫師們也可以安心的幫病患診療，所以許院長每個月都會帶著義診團隊一行人，固定到臺東來服務，對於臺東地區許多經濟上較為困難，或是平常沒辦法看醫生，以及有癌症治療需求的患者們可說是一大福音。

因此，許中華院長對於我們臺東一直有一份特別親切的情感，也時常關懷從臺東各地來求診的病患。

在一次機緣巧合下，院長他們一行人還特地到我們協會拜訪，看看孩子們，同時也了解小作所在做些什麼事。當時院長看到協會裡的十多個孩子，還跟我說：「中光，你辛苦了！要照顧十幾個孩子，真的很不容易。」院長所創辦的臺灣寬心癌症關懷協會還捐贈了三萬元給我們協會。

去年因為疫情爆發，提供許院長他們做為辦公室場地的主人剛好也要賣掉房子，於是許院長他們的義診服務只得暫停。

我一想到這樣臺東的癌友們該怎麼辦？又不可能大老遠跑到臺北掛許院長的門診，於是我私下傳了訊息給院長說：「院長，我協會員工宿舍在臺東地檢署旁，一樓還有廚房，維國（醫療服務團志工）十月即可搬入，祈望院長以臺東芸芸癌友為念，繼續為其救苦救難，免除他們抱著病痛勞苦奔波，若有來臺東歡迎前來看看。希望臺東癌友有此善因緣繼續受您救拔。」

後來曾聽許院長提起，正是因為「芸芸」二字打動了他，於是從去年夏天開始，醫療義診團隊就改在我們協會租的場地替患者們診治。

每隔一陣子，我就會帶協會的孩子們去請許院長他們幫忙調理身體，孩子們看到從臺北遠道而來的許院長，都會很高興的叫許院長「阿公阿北」，而醫療團隊的許麗娟醫師，以及其他多位年輕的醫師們也都會細心的替孩子們把脈，提醒注意事項，同仁們都非常感動許院長團隊帶給我們的關懷與照顧。

去年我們希望工程生產中心購地的地點，幾經波折，最後終於選定位置，沒想到，地點竟然也正好在臺東大佛旁邊，從那裡到我先前服務的豐年國小只有幾分鐘的距離，讓許院長頻頻讚嘆：這一切真是巧妙的緣

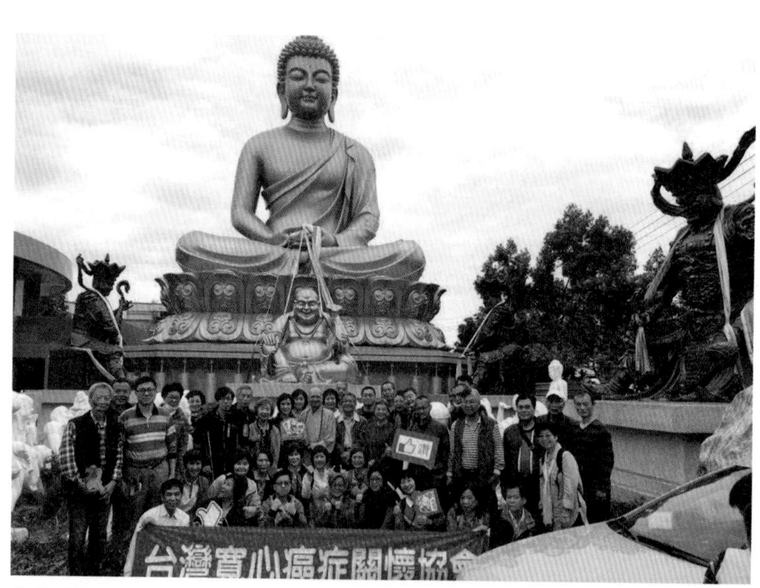

許院長常向癌友談及臺東的故事，並與癌友一起騎單車至臺東探望、關懷臺東癌友。

分。

因為受到疫情影響，去年臺灣有很多大型活動都盡量取消了。雖然如此，五月的某個下午，之前由許中華院長介紹，在臺東大佛那裡結緣認識的一位朋友許宏宗，遠從臺北開車來到協會看看孩子，還買了一些米及五本《想飛的毛毛蟲》，並且另外還捐了一筆善款給購地勸募專戶。

宏宗告訴我，他們在臺東玩兩天後將會北返，沒想到，隔天就接到他的電話告知，他們已經到達長濱，但覺得還有餘力可捐，於是他又開車折返回到協會，那時候正巧是學員們的文康時間。

他們一進協會就剛好聽到，才進小作所兩天的原住民學員阿國，正在唱著魯凱族部落所傳下的歌曲，宏宗他們聽了深受感動，於是在返回臺北前又捐了一筆錢做為購地專用的善款。無奈礙於當時學校還有工作，無法前往親自答謝，真的是非常失禮。

他與我大姐夫是一樣的癌症，風雨中送來暖暖的善念與愛心已經非常不容易，而且都開車離開臺東市了，竟然因為一念之間又特地繞回來捐款，讓我格外感動。直到這次寫書我才曉得，他們夫妻倆當時覺得，既然因為疫情無法出國旅遊，而且看到我做著「明知不可為而為之」的傻事，衝著這份傻勁和堅持，無論如何他們都該傾力相助，於是他們在馬路邊的便利商店提款，將戶頭能提出來的錢全部領出，然後立即折返回臺東市。

聽到他們如此無私的舉動，我的眼眶忍不住紅了，我們的購地善款就是由這麼多位善良熱心的朋友們所貢獻的愛心，一點一滴累積下來的。而且宏宗夫婦回到臺北之後，還介紹了扶輪社和寬心協會的朋友向我們訂米，也讓更多臺北的朋友認識我們協會。

今年年初，我偕同許中華院長、許宏宗、成功李三位朋友，一同到多良的偏鄉部落協助一位阿嬤蓋新房子。阿嬤的年紀頗大，卻一個人要扶養兩個身心障礙的孫子，住在會漏風、漏雨的破舊老房子裡，廁所甚至在屋外的另一個角落裡。在陣陣寒流來襲的低溫中，看了真的令人百般不捨。幸好有這幾位癌友一起幫忙，和協會一起出資，幫阿嬤蓋一間新的鐵皮屋，解決多良阿嬤長年的困擾。當房子蓋好後，看到阿嬤展露的笑容，也讓我們覺得一切的辛苦都是值得的。

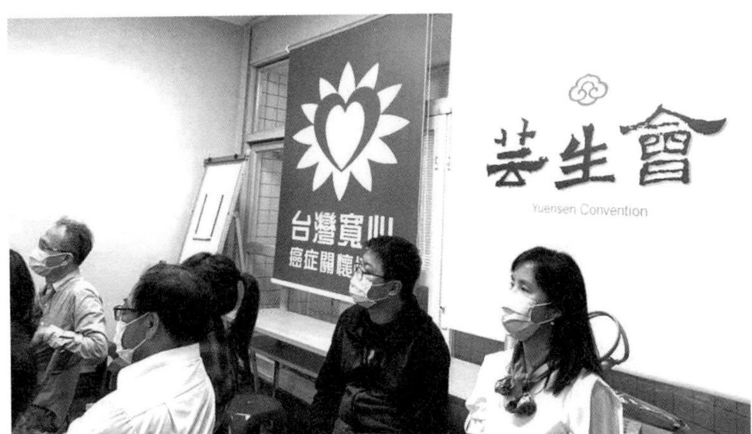

芸生會及臺灣寬心癌症關懷協會這兩個友會，我一直感激在心也是引導我往正向發展的力量。

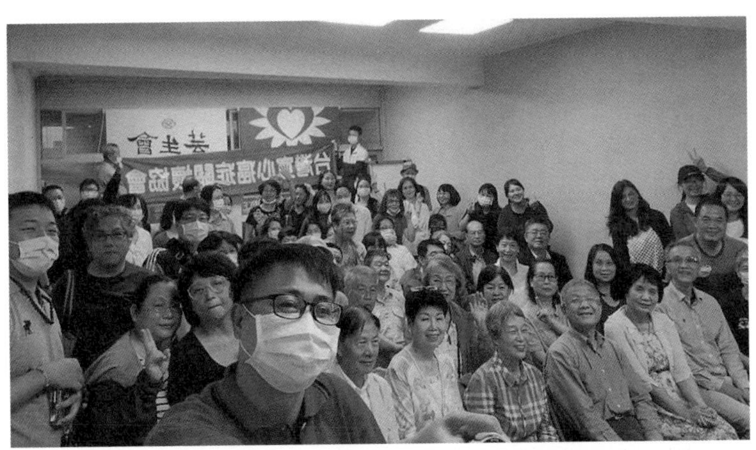

應許院長邀請至臺北康定一號與中華芸生會及臺灣寬心癌症關懷協會的醫療人員及癌友分享協會的故事，這群廣大的癌友們多年來一直幫助我們協會成長茁壯。

臺灣最美的風景

幸良玉是神老師的鐵桿粉絲，是一位住在臺南永康非常樸實的媽媽。小作所成立第二年，她就透過神老師的介紹向協會買米，不僅如此，她甚至還號召了鄉親鄰里也一起團購星願米。

而去年正好在勸募希望工程購地款，大約是在端午節前，幸良玉突然告訴我，她們街坊鄰居的婆婆媽媽們討論之後，決定全體總動員，要一起製作素肉粽來賣，然後將銷售所得全部捐給協會。

於是這群臺南永康的愛心媽媽們，不但精心選料、備料，甚至出動了另一半幫忙親自採集月桃葉，聽說有一位八十多歲的鄰居長者也一起加入幫忙。然後由媽媽們接力，細心的將月桃葉一片一片刷洗乾淨，並且在自家門前用紅磚起了好幾口灶，然後動員了二、三十位包粽子的高手們，或坐小板凳，或坐小椅子，一大群人熱熱鬧鬧的聚集在一起包粽子，等包好之後再用傳統的大灶慢慢「焢」。

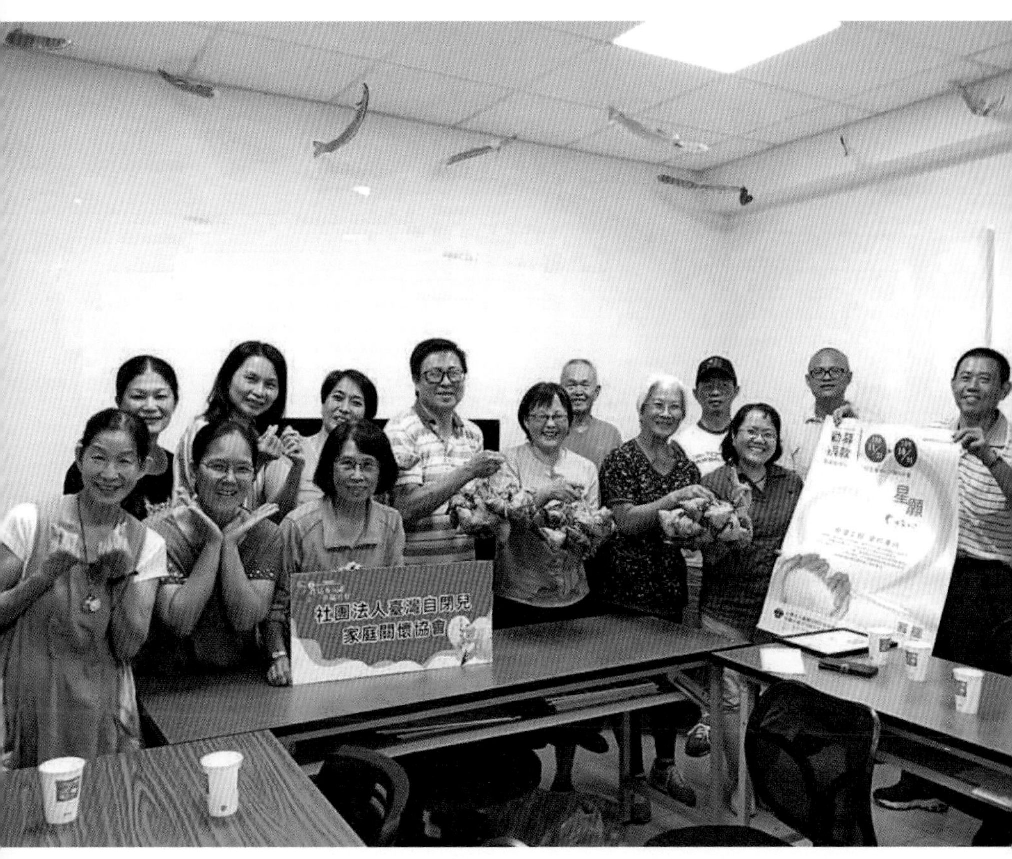

臺南永康媽媽透過神老師臉書認識我們，於端午節假期特別號召一群媽媽來臺東探望我們，並將他們親手做的美味素粽與我們分享。

我不曉得她們前前後後忙了多少天，總共集合了多少位媽媽們一起包粽子和賣力銷售，光是聽到她們能有這份心意，再加上後來看到照片裡，每個人參與活動時那種開朗無比的笑容，我便已經覺得這份心意彌足珍貴。

端午節前的那個週末，他們一行大約有一、二十人，還專程開車到臺東來捐款，總共捐出了二十幾萬，並且還向協會購買星願米，我當時心裡真的是說不出的感動，這群媽媽們真的是愛心滿滿，誠意也滿滿。

不僅如此，她們還帶了好多親手包的粽子給孩子們吃，希望讓他們也可以過個愉快的端午節，聽說是一大早四、五點就起來現包的粽子，然後再風塵僕僕的從臺南開車到臺東。那時候南迴公路的草埔隧道還沒打通，想必他們在蜿蜒的山路上開了很久的車，頗為辛苦。

我有時心裡在想，這群遠在臺南永康的媽媽們根本不認識我，也沒來過我們協會，長期以來一直固定跟我們買米，這次還捐了那麼大一筆錢要讓我們買地，如果被騙，那真的是損失慘重。可是她們必定是抱持著善心善念，喜結善緣，願意選擇相信我，不由得讓我深深感嘆：「信任」真的是人世間最為美好、貴重的財富。

去年舉辦簽書會的時候，我們協會租了一臺遊覽車從臺東出發，經由高雄、臺南，一路開往桃園和臺北。途經臺南的時候，這群熱情的媽媽們還特地邀請我們到永康，準備了二十多種自助餐給孩子們吃，滿桌「澎湃」的菜色，再加上臺南鄉親的盛情美意，孩子們每一個都吃得非常開心和盡興，簡直都捨不得離開了。

難怪大家總說「臺灣最美的風景就是人」，這群純樸可愛的媽媽們就是最具代表性的人。

今年一月，幸良玉又號召媽媽們捐款一萬多，我知道這都是婆婆媽媽們省下平日的買菜錢，一、兩百的小額捐款湊出來的，總共有四十多位熱心的好朋友一起共襄盛舉。

另一位在德商「美最時貿易股份有限公司」服務的闞霙惠小姐，對於協會的各項事務也是極為關心，我印象中她好像同樣也是神老師的粉絲，從神老師那裡進而認識我們協會的。

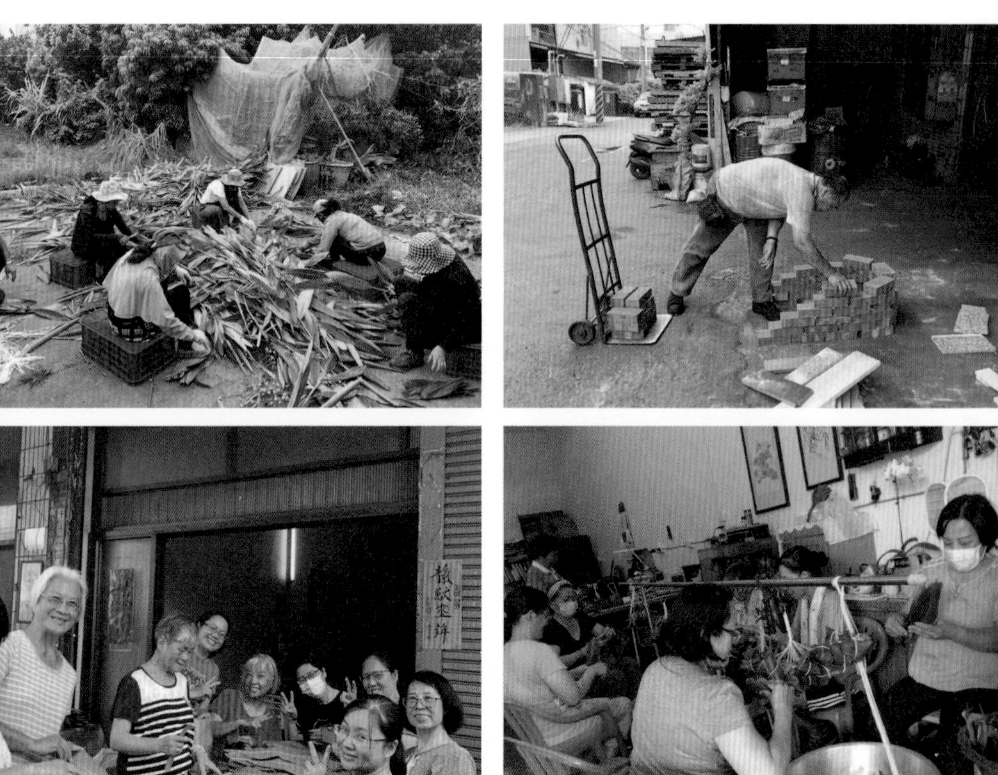

為了幫我們籌款購地，一群爸爸媽媽們採割粽葉、用紅磚造窯，綁粽子義賣，將義賣全部所得捐給協會購地用。

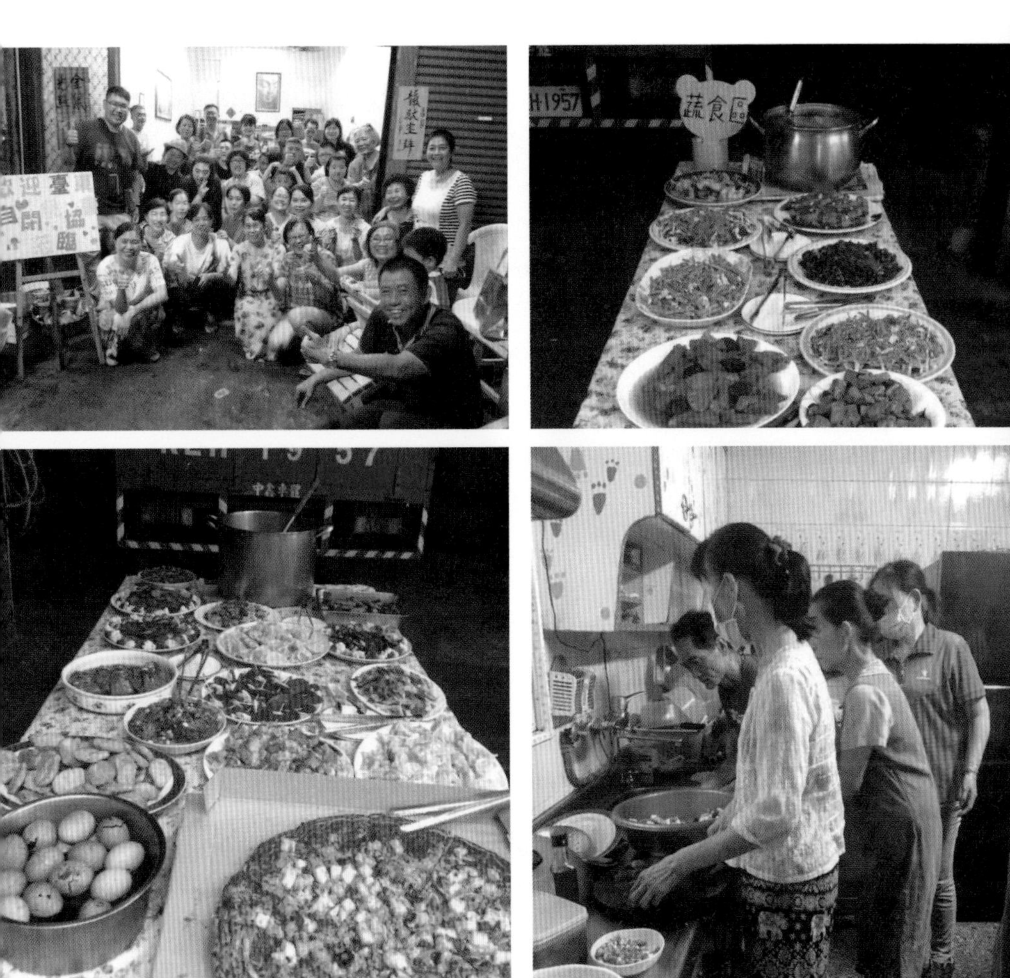

學員年終旅遊時，這群永康愛心媽媽們邀請我們前往，並招待他們準備了一天的豐盛晚餐。

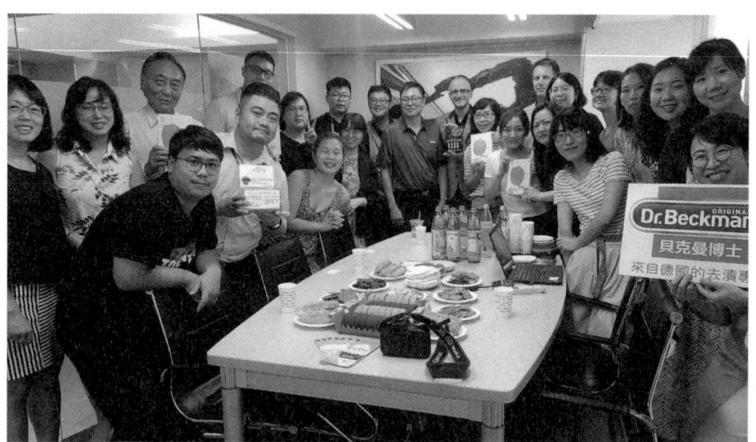

受贈後在德商美最時公司與同仁分享我們的故事。

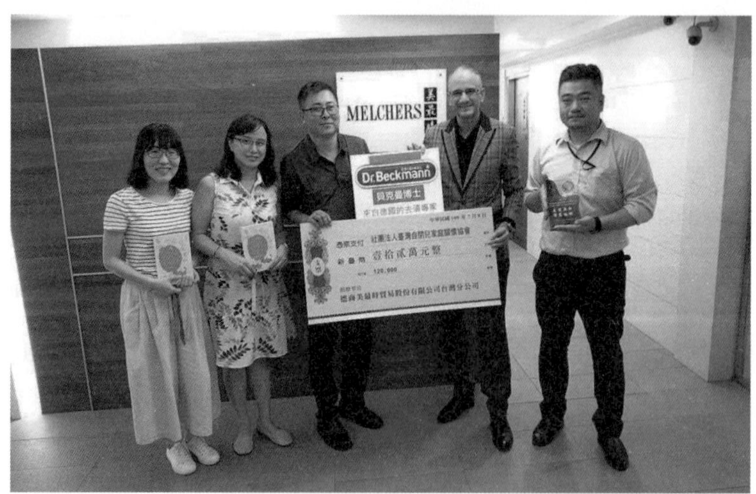

透過神老師粉絲頁認識我們的闕霙惠小姐（左二），得知他們公司將有一筆經費做公益捐贈，立刻向公司推薦捐贈購地，德商美最時公司執行董事潘杜德先生聽了她轉述協會的故事後同意捐贈這筆經費。

最初她跟協會固定訂購星願米，多年來，也成為星願米的忠實愛用者，所以我才會說神老師的粉絲都很有愛心，力量非常強大，而且足跡遍及北中南東各地。

闕霙惠任職的公司去年剛好因為專利被侵權，而獲得了十二萬的智慧財產權賠償金，於是她向公司主管建議，將這筆賠償金捐出做公益，也得到法籍的執行董事潘杜德（Tudor Pascu）先生的認同。我和協會執行祕書在去年七月還特地北上，到她們公司參加捐贈儀式。

第一次到外商公司看到一群超有愛與活力的朋友們，竟然肯捐款給沒什麼名氣的偏鄉協會，這一切實在太令我感到意外與驚喜，對於闕霙惠和她們公司的善行，我也十分感恩。如果沒有許多人的大力促成，我們的購地專案絕對無法順利完成募款。

我一定會將每一分錢都確實用在孩子們身上，絕對不會辜負大家對我的期望和信任，等到共伴家園落成的時候，歡迎大家到臺東再次和我們相聚。

眾人之事眾人扛

如果經常關注我們粉絲團的朋友們，一定都有發現，去年父親節前夕，我們拍攝了一支非常專業的影片放在粉專上面，讓孩子們輪流說出對父親的祝福和感謝，同時還結合了定期定額的購米方案，至今仍然是協會臉書的置頂貼文。

其實這支影片從最初的創意發想，拍攝，甚至是後製剪接、配樂、字幕，背後真的要感謝很多年輕人的協力合作完成，包括了陳東玉、角政治，還有導演何龢，以及在想創意有限公司的許多幕後工作人員。他們結合了不同專業領域的人才，經過眾人多次開會和討論，甚至還大隊人馬遠從臺北到臺東來拍攝，最終才呈現這支令人感動不已的影片。

陳東玉小姐就是促成這個企劃，背後的重要推手之一。

東玉告訴我，她最早是經由朋友分享的資訊，才開始關注協會的。後來剛好到臺東出差，還親自到小作所了解我們協會運作的情況，並且和朋友揪團一起購買星願米。由於她一直在教育界工作，也曾經在非營利機構待過一段時間，所以對教育的議題一直都非常關心。

剛好去年受邀到桃園青園塘分享共伴家園的理念，陳東玉小姐當時也去參加了，在現場報名的六十多個人當中，她是唯一一個不是以家長身分來參加的人。東玉非常認同「共伴家園」的概念，讓星兒們成為後天手足，在這裡一起生活和工作，可以大幅減輕家裡和其他手足的負擔。

她也覺得早療系統公共化很重要，而且一定要結合政府的資源，補助身心障礙者的生活，讓他們能夠有一個住的地方，生活品質受到完善的照顧，而且還可以搭交通工具去上班，這對於身心障礙的孩子來說，是一種基本保障。這也是協會一直想要努力達成的目標，未來等到共伴家園完成後，一定要再將早療系統重新銜接上。

另外，東玉也和我分享了非常寶貴的意見，她認為：小作所一定要以商業化的模式來經營，不能光靠「同情」來營運，她和我有著相同的理念，覺得孩子們一定要靠自己，雖然有困難，但絕對不是一件做不到的事。

因為她具有這樣的熱情與想法，便邀請了朋友角政治，以及角政治的朋友——在想創意的何龢導演共同參與。去年六月，她打電話告訴我，如果有到臺北時，再安排時間和他們開會討論，如何能夠幫助協會的這群孩子們。

七月份時，趁著到北榮回診前的一個多小時，一大早在振興醫院前與在想創意有限公司的製片、導演、編劇、攝影等幾位好朋友，一起討論製作廣告片事宜。他們完全是義務幫助我們製作，我真的是好感動，「金價揪甘心」。那天討論的企劃方向，也就是後來八月初，他們採取實際行動到協會，幫助我們免費拍攝及後製完成的這支廣告片。

會議完畢後，東玉拿出厚厚的紅包給我，原來她運用這幾天的時間，向朋友們募集善款捐助我們的購地專案。我對於她的認同和幫助，除了感謝，還是感謝。

可是她卻淡然的說：她不覺得這是幫忙，而是在各個專業領域中，每個人出一點力，大家一起共同去做一件事。

她講了一段話，我覺得很有意義：「眾人之事，眾人扛，我們不是同情，而是同理每一個不一樣的人；他剛好不方便的，我們剛好可以，而且我們願意手牽手讓這張社會網路更縝密，去接住每一個孩子。」言談中也充滿了教育者的智慧和包容。

最感動的父親節

角政治是陳東玉的好朋友，他們從大學時期開始，就積極創立志工隊的社團，聯合了北部和中部地區多所大專院校的學生，一直都在協助和服務各種公益團體。這兩位年輕人的熱情和熱血真的讓我佩服，一般人在大學時期多半還不會想到要回饋社會，幫助弱勢，更遑論是直接投入公益領域。

我後來才知道，這次的廣告影片拍攝構想，是他們一群朋友聚會閒聊時觸動的念頭，因為每個人都是在不同的專業領域中工作，一個人的力量較為有限，但如果能夠結合大家的專長，凝聚的力量也必然更加強大。

於是角政治找了好朋友何龢一起幫忙，他是擔任在想創意有限公司的導演，他們認為現在社會大眾普遍都能認同公益團體，而我們協會缺少的是「被看見的機會」。

剛好父親節快到了，於是由何龢構思腳本，並且集合眾人之力協助拍攝，後

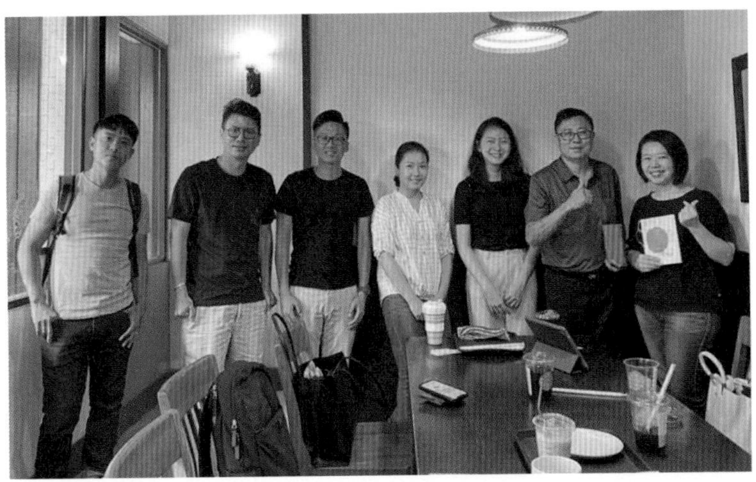

陳東玉小姐（右）將我們的故事與理念轉述分享其好友角政治先生（左二），角先生出資委請好友何龢（左三）所經營在想創意公司幫我們拍攝宣導短片投放廣告提升協會的能見度。

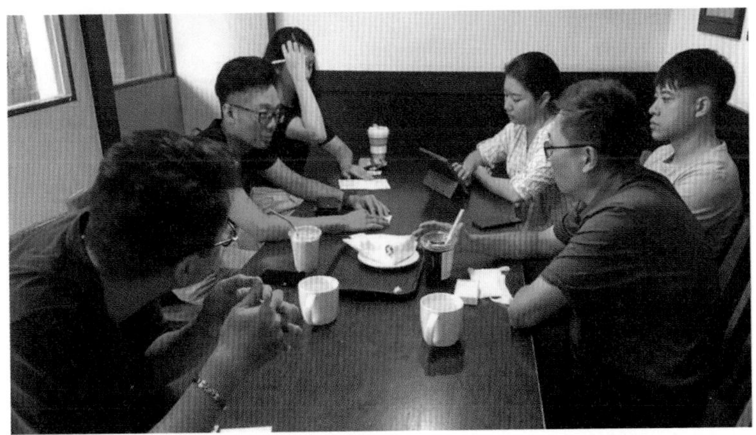

陳東玉小姐等人邀請我至北榮回診當天一早七點半，在振興醫院前星巴克開會討論拍攝事宜。

續出資購買廣告則是由角政治這位年輕人一力承擔。這兩位青年企業家真的很有愛心，看待事情的高度也不一般，難怪年紀輕輕就事業有成。

我只參與了第一次在臺北的會議，之後的細節部分都是由他們團隊多次討論完成，對於拍攝內容我完全不曉得，況且，交給專業人士負責，我絕對是百分之百放心。

拍攝前一天，在想創意有限公司他們大隊人馬總共有十幾、二十人，從臺北開了七個多小時的車來到臺東。隔天早上八點，他們就到協會架起各式各樣的機器，免費幫協會拍攝廣告片。據說行前溝通和當天他們曾經多次討論，當天的拍攝工作以配合協會為主，在不影響孩子們原本的生活作息下進行，是在一旁記錄觀察，不是蠻橫的介入，真的是無比細膩和體貼的專業團隊。

因為距離退休時間還有一週，所以我一直在學校準備移交事宜，也不曉得這群年輕人在協會忙得如何。下班後進入協會，看到一群年輕人忙進忙出，有的孩子看到協會有客人來訪，會顯得異常興奮，高興地大叫著，笑容滿面。幸好這群大哥哥、大姊姊們一點都不害怕孩子們的外顯行為，彼此間都不需要用言語表達，完全的包容與接納，非常感謝在想創意有限公司這一群熱情洋溢的年輕人。

等到拍攝結束後我才聽說，其實這次是何龢帶領了「在想創意」的同仁們到臺東來員工旅遊，第一天就先到協會幫我們拍攝影片，真的是非常有心。孫爸除了滿心的感謝和感動，無法用言語形容我對他們所做一切的感激之情。

幾天後，當我看到影片時，身為星爸星媽，同是也是協會大家長的我，真的是感動到哭了，眼淚忍不住一直流。沒想到，他們竟然用心觀察到很多細節，引導孩子們說出自己內心的話，用一字一句向社會大眾證明，他們也想靠自己的雙手來賺錢養活自己，只要大家給他們一根釣竿，給這些孩子們一個機會，我們會努力證明：我們能夠做到的！

誠如何龢所說，「我可以照顧自己了」這句話，是天底下所有為人父母最期待，也最想聽到的話，更是世界上最好、最棒的父親節禮物。更何況是星兒的父母們？如果有一天，我能夠聽到我的孩子們這麼說，那我所做的努力，不論再怎麼辛苦與困難，一切真的都值得了。

後來有個難得的機會，和陳東玉以及角政治幾位朋友約在臺北的松山機場碰面，兩位還專程從臺中北上相聚。那次聽他們說我才曉得，東玉他們揪團買米是為了幫我們協會省下寄送的運費，再由他們自行分送。他們和朋友分享我們協會正在募款的故事，告訴大家捐五百塊或者買一包米，就好比是提供了一塊磚頭，得靠眾人之力才能蓋好這座共伴家園。

角政治提到，城中市場有位賣衣服的老板非常有愛心，一買就是三十包、六十包的小包星願米，經常客人買衣服就

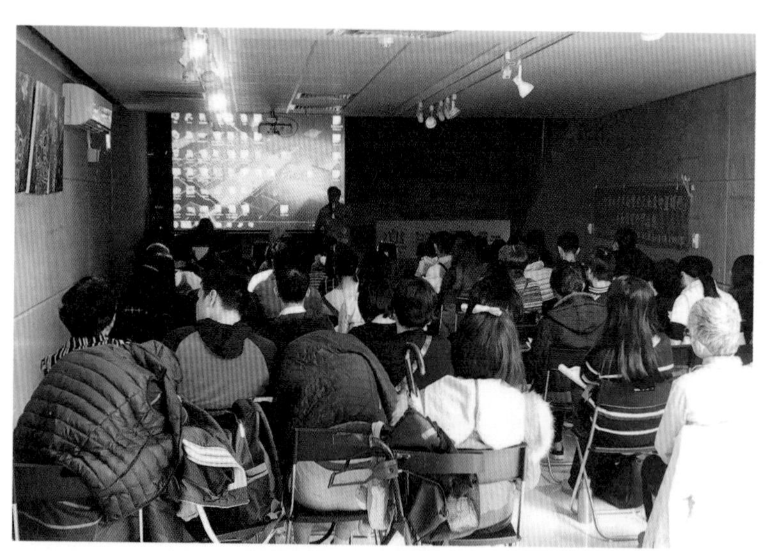

在桃園市青塘園分享共伴家園理念，陳東玉小姐是現場唯一的非家長身分出席聆聽。

送米。我只能在心裡默默感謝和祝福他們，以及所有善心人士的一切幫助。他還鼓勵我：「孫爸，有願就有力，每個人只要出一點力就能達成，所以大家都很樂意幫忙的。」

東玉也接著說：「要謝謝孫爸願意出來做這件事，幫助了臺灣很多的家庭，但我們不應該把所有的責任都放在你身上，而是要大家來共同承擔。我自己長期購買星願米，發現真的很好吃，商品本身也極具競爭力。我們有理想，有方案，那就一起努力讓方案成真，讓它成為具有可行性，可期待，可複製的模式。臺灣有很多的星兒，如果共伴家園這個模式能夠成功變成永續家園，就能減少社會的負擔。」

東玉說得完全沒錯，我之所以到處分享和演講，就是希望「共伴家園」的模式能夠遍地開花，讓星兒的父母們都能放下肩上的重擔，找回失落已久的笑容。

她所說的，就像何龢在臉書上寫的那篇內容：「當我們收起同情，回歸到正常的對價關係，小作所提供真正臺東在地最好的米，用漂亮的價格讓市場接受，這些孩子需要的不再是同情，而是一個真正的工作機會。」他們完完全全說出了我心裡想表達的話。

　這群有創意、有才華，又充滿愛心的年輕人，不但拍出感動人心的影片，提高了我們臉書的觸及率，還一起想了新的訂閱式方案放在協會官網上，希望能透過一些不一樣的商業模式，讓協會被更多人認識，提高回購率，同時透過大眾的力量，協助小作所早日達成建立共伴家園的夢想。

　這些事，靠我一個人的力量根本是做不到的，我也很高興看到，臺灣社會還是有很多充滿正能量的年輕人，他們的暖心善舉不但感動了我，也感動了無數的星兒父母們。

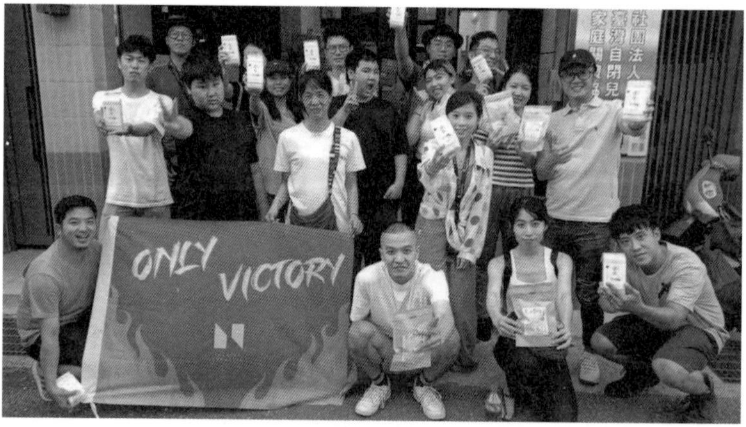

在想創意有限公司於拍攝宣導短片一起在協會大門合影。

星兒的建築師媽媽設計希望工程

「共伴家園」的構想吸引了一位鄭雅惠小姐的注意，使得這位住在高雄，家中同樣有一位自閉兒的媽媽，還特地跑到臺東來找我，說想學習這方面的經驗。雅惠是一位很優秀的建築師，後來這位非常具有熱忱的家長告訴我，她願意無償幫我們協會設計共伴家園，並且要我把地籍圖傳給她看，因此去年我們募款買地時，就是向她諮詢土地和建築法規等相關問題。

原本我們是請仲介幫忙尋找適合的土地，做為以後要蓋小作所和夜間居住的地點。雅惠告訴我一個重要的觀念，不是所有的建地都可以直接蓋房子，得看四周有沒有「路」，若是被其他地主的地包圍住，沒有路可以進出，那等於是一塊無用之地。

雅惠的先生非常支持她，他們還曾多次一起到臺東實際看地，有些根本不適合做為共伴家園的地點，在多方考量與評估，最後她幫忙選了兩個地方。今年初雅惠便將設計好的3D立體圖拿給我看，讓我對於共伴家園的雛型更有概念，對於孩子們的未來更加充滿了信心和希望。

可能同是身為家長的緣故，加上又是女性，她不但觀察仔細，思慮縝密，從許多小地方完全體現她的溫柔細心。雅惠多次到協會拜訪，發現到我們車庫很熱，老師們總是大熱天頂著炎熱的高溫在這裡打包、裝箱、出貨。她說在這樣的環境下工作容易中暑，於是她自掏腰包，選用日本進口的隔熱建材，然後再帶著準備好的各種材料和工具，到協會幫我們施工，這份體貼入微的心意讓老師們都特別感動與受用。

在共伴家園的內部設計細節上，她也貼心考量到各種建材及環境設施的完善，例如地板配置了防撞設計，讓孩子們跌倒時不會那麼痛，讓行動較為不便的孩子避免因為跌倒而受傷；在電梯選用上，她也考慮到要讓救護車的擔架可以順利出入，其他像是無障礙空間設計、明管設計，在在都考慮到後續維修的困擾。

自從設計圖出爐後，我們每天都在努力進行希望工程的前置作業，而我們的建築師媽媽雅惠雖然遠在高雄，但每週都會密切討論各項內容，期許打造出最好、最適合的環境給孩子們，因為「非愛不可希望工程」承載著孩子們的夢想，也承載了許多家庭的希望。

雅惠時常和我分享：「身為星兒家屬，我能理解父母的擔憂，我們時間有限，但孩子永遠是長不大的孩子，我將用我的專業打造孩子們的避風港，期盼在這裡（共伴家園），能夠幫助更多的孩子，讓我們一起努力。」

因為希望工程這段日子以來的密集互動討論，不只我和

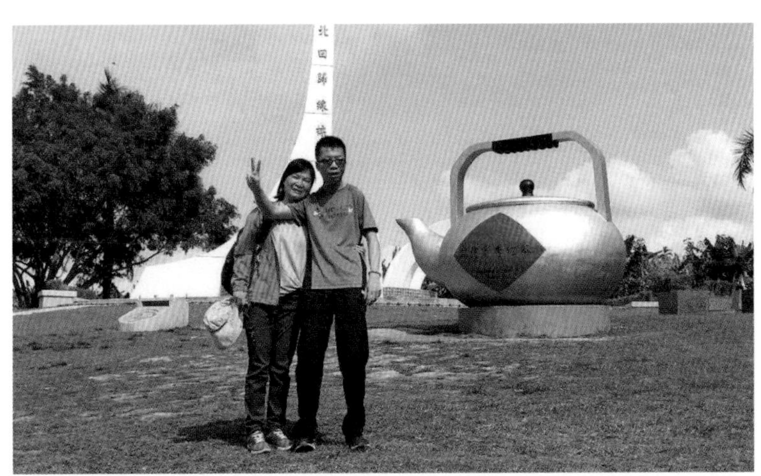

同樣是自閉兒的媽媽，在高雄擔任建築師事務所的負責人鄭雅惠小姐，在知道我們有希望工程共伴家園的計畫後，立刻聯絡我表示要挺身而出為此希望工程進行規畫設計，她與孩子一起參加我們旅遊活動，大家就像一家人般的親切。

建築師成為好朋友，就連雅惠的孩子也變成是我的好朋友，連他拉肚子都要叫建築師跟我說。最近甚至還一直問她：「什麼時候還要去找孫爸一起玩？」而且還說要玩六天以上才可以，這群孩子的心思真的是好單純、好可愛。

我們的孩子真的很需要朋友，只要給他愛，肯定他，讚美他，對他們而言就是最美好的事，這樣算一算，我的朋友也越來越多了。

只要是家中有我們星兒這一族的孩子，到臺東來時別忘了找孫爸唷！

情同家人的暖心相助

二〇一六年秋天，協會發起了勸募活動，希望藉由募得的資金，替孩子們添購一輛交通車。

很快的，我收到一則來自北加州的陌生訊息，對方表達捐款的意願，因為這樣的因緣，我與Shirly開始成為忘年好友。

Shirly與先生長年居住在美國加州，但未曾因為距離遙遠而減少對協會的關心與支持。北美地區物價高，我捨不得她花錢，直到後來才發現，她為了不想聽我嘮叨，好幾筆捐款都以無名氏的方式捐出。Shirly是個糊塗的女生，但她適時的貼心和幫助，都讓我充滿感激，點滴在心頭。

我出版第一本書《想飛的毛毛蟲》時，Shirly立刻在網路書店下單，總共買了九十九本（網路訂購上限），並將書籍轉送給協會。對於在出版文化圈初試啼聲的我來說，這無疑是莫大的鼓勵。

人跟人的緣分說來奇妙，認識Shirly之後，每當我看到關於美國的新聞，心裡馬上想到她，我讀到她在臉書上的發文，也像兄長一樣、總會在下方留言幾句。她總愛「孫爸～孫爸～」地喊我，傻乎乎的性格，標準是個在眷村裡長大的外省妹，相似的成長背景，讓我和她的關係如同家人。

Shirly的丈夫君瑋是個很有遠見的人，除了實質上的捐款之外，他打算將協會的網頁雙語化，以利日後跨國公司捐款。我平時忙於孩子們和協會的瑣事，對於提升協會的國際曝光度，一直僅處於構思階段，有了君瑋的幫忙，我

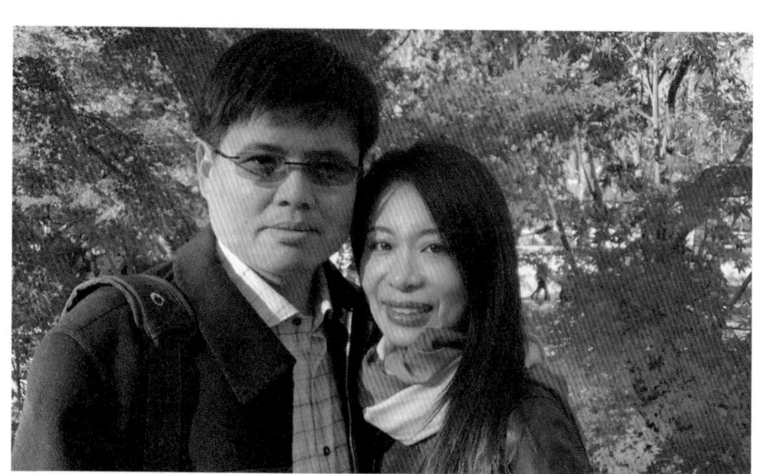

Shirly 與君瑋雖遠在美國但對我們總是不求回報的盡其所能幫忙。

想我們的協會，應該在不久的將來，就能得到更多人的注意。

我帶著協會的孩子們環島，行經臺南，我替Shirly準備協會的商品，讓她帶回美國享用，就像替自己的妹妹準備行李一樣。Shirly買了眷村特有的大餅，讓大夥兒帶在車上吃，我咀嚼著的，除了傳統麵食的那股香甜，更有著濃濃的情誼。

Shirly愛下廚，她總嚷著要在共伴家園成立後替大家做飯，可是那麼多人的大鍋菜她哪兒做得來，但我還是期待見到她在廚房忙活的樣子，這也算是我督促自己，早日完成共伴家園夢想的動力之一。

另外還有一位姊姊，也要在此特別感謝她，這位就是蘇子華小姐。

六年多前，在我發現肺部有一個一．五公分的腫瘤時，因為身處在醫療資訊相對不發達的臺東，一時之間，我也不知道要找哪一位醫師進行後續的治療，當晚四處打聽，同時也請我大姊幫我問問。

結果她有一位很要好的高中同學蘇子華小姐得知後，一直要我大姊帶我去臺北榮總就醫，還介紹了兩位醫生讓我們做為治療參考，因為蘇小姐的兄長是罹患肺癌而離開，所以她非常熱心的在各方面協助我們。記得第一次到北榮就醫，還是她親自開車接送我和大姊去醫院，在我住院開刀期間，她還專程送魚湯到醫院關心慰問我，真的是非常的熱心與善良，把我當成自己的弟弟一樣照顧。

在我成立協會後，蘇子華小姐也一直持續地默默幫助我們，不論是定期買米、熱心認購每一次的中秋月餅，或者捐錢給協會購買土地，還是在我出書時幫忙買書分送朋友和媒體，甚至也出錢幫助偏鄉的阿嬤修繕房子，每一次，她永遠是不落人後的低調行善，就像我自己的姊姊一樣，總是默默支持著我。

前一段時間，我在粉絲頁及個人臉書上貼出我們為了孩子設置了健身教室，沒想到有一天下午接到她的來電，詢問我們花了多少錢，她將如數全部捐贈。我告訴她，我們所有的器材都已經買好了，是用我們這三個月賣米的盈餘購買的，她卻非常堅持，還說這就算是她要買給孩子們健身用的，請我不要推辭，況且今年底協會的希望工程就要動工了，這錢就存下來用在工程上吧！

好感激這位姊姊一路這樣幫我及這群孩子，希望後年一月時，孩子們就可以有完全屬於自己的工坊，屆時也能邀請蘇姊來看看，希望能快快籌夠工程款早日動工，早日完工。

飄洋過海的真情

之前曾提到一位因為交換Hello Kitty磁鐵而認識的許小姐（多多媽），經常默默介紹了很多朋友捐款給我們協會，像是古道熱腸的廖淑芬夫婦就是她的好朋友。

前年二月底，許小姐有一位移民美國多年的阿姨回臺，當時這位林阿姨還偕同美國黃汝斌基金會的執行長邵培珍小姐，幾位專程從臺北搭機到臺東聽取簡報。因為想更深入了解協會要做的各項計畫和目標，甚至也提出了很多疑問，例如：如果協會理事長換人了怎麼辦？是否能夠繼續信任下一位接替者……等詳細問題，而我們也針對她們幾位的疑慮一一解釋說明。

因為回臺行程緊湊，她們兩天後便要返回美國，因此在簡報結束之後，許小姐一行人便從臺東包了一輛計程車直奔高雄，然後搭乘高鐵北上，因為買不到坐票，許小姐甚至從高雄站了一個多小時才回到家。

只因為交換磁鐵這樣一件極小的事而認識的陌生人，十多年來，甚至只有幾面之緣，卻因為「信任」，而傾注所有的人脈和心力，努力幫助我們協會站起來，同時給予偏鄉的身心障礙的孩子們一個工作的機會，這麼重的恩情，我無以回報，只能更加拚盡全力往前衝，讓更多有著類似情況的孩子走出家門，重新過著有尊嚴、有自信的生活。

不僅如此，許小姐的另一個阿姨也低調的匯了二十萬臺幣給我們協會，只能說她們一家人真的都非常有愛心，願意無私的幫助這群弱勢的孩子們。在一〇八年的十月，美國燃燈基金會溫洳老師特地來協會參觀，一方面實際看看孩子們，另一方面也聽我簡報共伴家園的規畫。

在去年五月間，我們收到來自美國紐約燃燈基金會張溫洳女士，黃汝斌基金會聯合捐贈本會一筆購地捐款共三萬五千元美金。回想前年二二八連假邵培珍女士匆匆來訪，停留協會不到三小時，就跟我說回美國後她將盡力而為，十月時紐約燃燈基金會溫洳老師一行也特別親自來協會探訪。

如果不是許小姐的引薦，我們不會因此得到這麼多貴人的大力相助，更沒想到一個在臺東沒什麼知名度，連Z咖都排不上的我們，竟能獲得他們如此的信

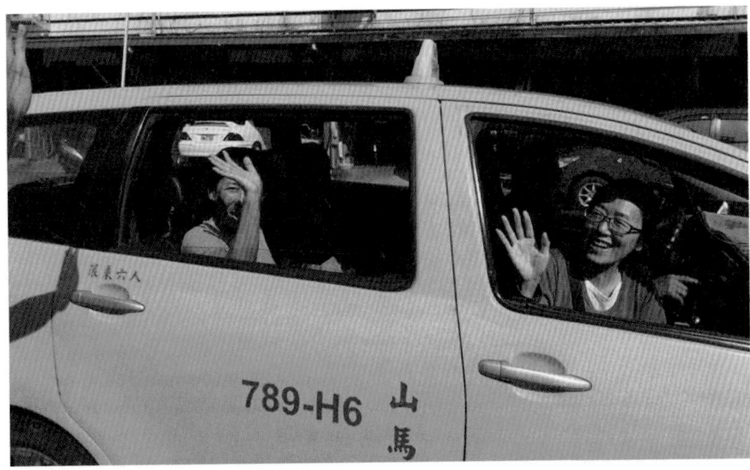

認識十多年在臺北的一位好友許宜婷小姐（右），帶著美國黃汝斌基金會執行長邵培珍老師特地一天來回臺北臺東了解我們共伴家園的計畫，兩年來該基金會與美國燃燈基金會共捐贈本會六萬五千元美金協助我們一起創建共伴家園。

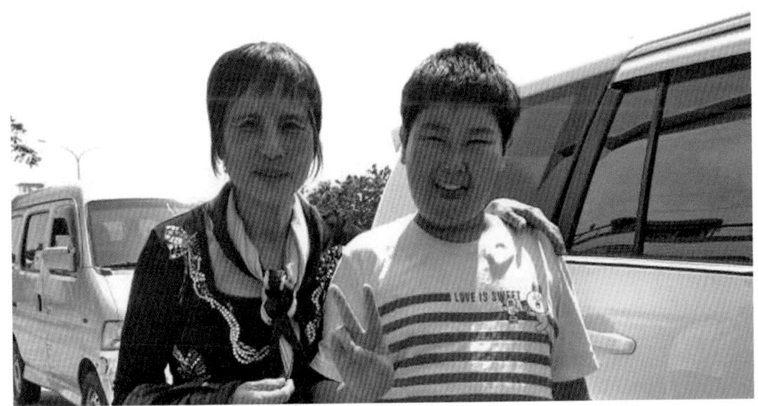

美國黃汝斌基金會邵培珍執行長與原湛合照。

任。這也是我們「社團法人臺灣自閉兒家庭關懷協會」創會以來，得到最大一筆的資助。

真的很感謝他們的信任與幫助，我始終不敢相信這是真實的！如果不是他們，共伴家園的購地計劃不會如此順利的完成。我一定秉持責信面對每一位捐款人嚴謹把關使用這些善款，人間自有真情在，感謝各位一起成就這群孩子的共同事業。

非愛不可
希望工程

蛻變・起飛

毛毛蟲長大之後，會蛻去外皮化成蛹，然後包覆在黑暗中一段時日。直到有一天，蛹出現了裂縫，一絲幽微的光亮照進黑暗裡，那一刻，才正要決定未來的方向，生或死。

想成為一隻蝴蝶，必須不斷地奮力掙扎，從牢牢包裹住身體的蛹當中破繭而出，才能讓身體變得輕盈，雙翅變得強壯，翩然飛舞在空中。

這是任何一隻美麗的蝴蝶都必須經歷的艱難過程。

如果只是任由毛毛蟲一直待在看似安全的蛹當中，那麼毛毛蟲何時才會甦醒？春天何時才會降臨？

若是我們因為不捨，而伸手幫了牠們一把，用刀剪開了那層蛹，對於蝴蝶來說，失去了奮力掙扎的過程，便永遠無法張開美麗的翅膀，最終只能靜靜地等待死亡。

我們的孩子也是一樣，與其將他們藏在看似安全的家中，倒不如放手讓他們學習成長，鍛鍊他們的力量，或許毛毛蟲也能擁有色彩斑斕的翅膀，成為一隻美麗的蝴蝶，展翅飛翔。

每個夢想的實現並非是一件輕而易舉的事情，生命中的每一道關卡都是一種學習，如果沒有經過外在環境以各種形式的挫折、壓力來磨練我們的心志，又怎能收穫最終的果實？

但還是要感謝大家，長期以來用溫柔的力量細心呵護我們協

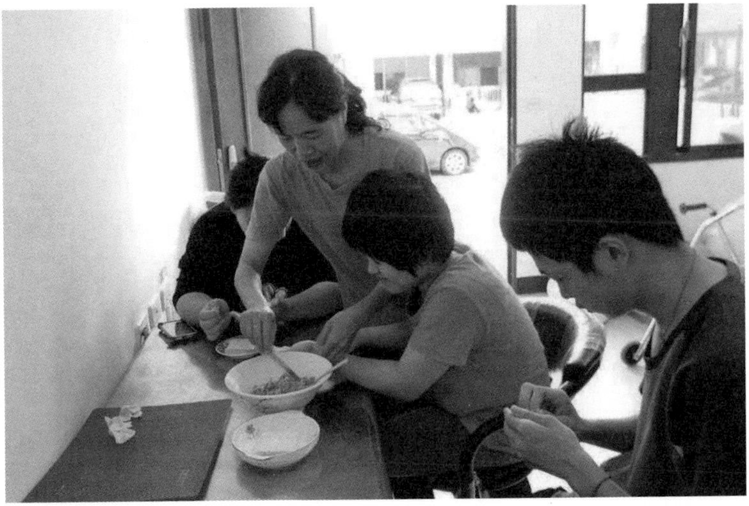

淑惠擔任教保員已有二十餘年資歷，孩子也是自閉兒，因此對輔導學員特別有耐心與細心。

會的孩子們，給我們機會學習和成長，同時也給了我們無比的信心、希望和愛，讓這群毛毛蟲們一天天長大，最後得以蛻變成一隻展現強烈生命力的蝴蝶。

時間過得真快，十年前我孩子還是幼兒園中班及小班，如今都已國二及國一了。

自從六年半前罹患肺腺癌，第一次距離死亡如此接近，也使得我的想法大為改變，因為孩子的事情絕對不能等。

四年前創立小作所時，白天在學校上班，下班後自己一個人

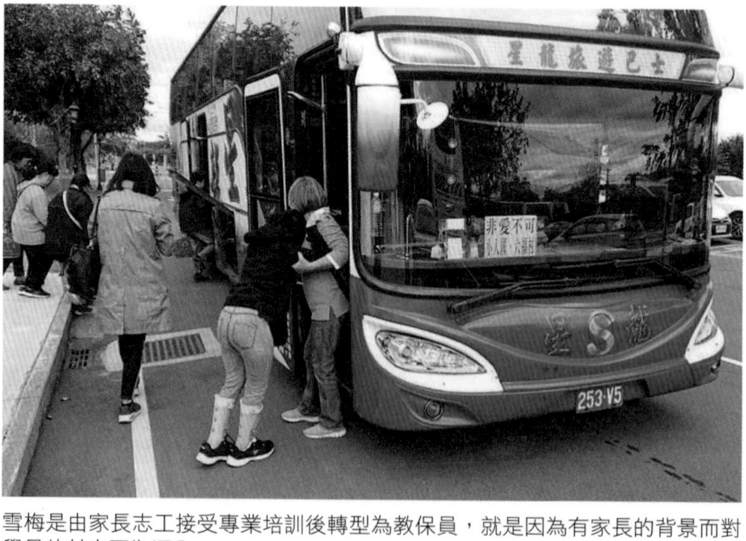

雪梅是由家長志工接受專業培訓後轉型為教保員，就是因為有家長的背景而對學員的付出更為深入。

扛起了客服及進出貨管理的工作，這樣的日子持續了起碼有一年半。當時協會沒有錢架設網站，只能靠臉書私訊訂購，臉書上只有我一個人充當客服，每天寫文章推廣，還要回答所有的問題，一張張手寫包裹單，每天忙到深夜一點，要吃安眠藥才能夠睡著，也不知是哪來的拚勁與衝勁，天天都是這麼忙。

未來的路還很長，等著我和孩子們走過去，我想，一個充滿愛的環境一定會帶來陽光，向我們的目標——非愛不可共伴家園邁進。

天助自助者，自助人恆助之

接近期末時，與一位家長聊了一下，這位家長是少數在孩子還小的時候，就已經看到很遠的將來。他的小孩比我家阿湛小兩歲，我們談得很深，而且他講到自閉兒的重點了：「早療只是孩子們才要開始的起手式而已，未來的路很長，最沉重的時間是落在十二年國教學程結束。」

我和他說：「學程結束，出了校門才是真正的開始，而且孩子大了我們老了，一生的時間能為孩子做什麼呢？」

在孩子三、四歲時，我就開始接觸大孩子的家長，從他們的經驗中我了解到，自閉兒末端的問題才是真正的「大問題」。

這幾年我深深覺得，不只是自閉兒與家長的問題而已，是整個家庭的問題。常常聽到一些團體一直鼓勵父母要走出來，但是這些團體有認真思考過，父母走出來又有何用呢？能落實的解決問題嗎？幾乎到頭來還是不能解決問題，衷心希望這些團體能夠提出可行性的計劃來幫助這些孩子，因為經濟是這些自閉兒家庭的致命傷，所以必須要面對這個嚴重的問題來設法解決。或許真的不自量力，但上天給了我這兩個孩子，就是我今生的功課。

「謀事在人，成事在天」，不去做的話，連百萬分之一的機會都沒有。回想幾年前把我的構想與計劃藍圖和許多朋友談，所得到的答案都是太難了，不要痴人做夢了，但我心想：做了才會有希望，有機會，靠人不如靠己，於是就全心全力的投入下去。

從創辦協會、籌款借貸、開創小作所……所有行政文書流程就自己寫自己跑；從一位志工媽媽幫忙，到加入了社工及教保員各一位，然後將志工媽媽送去培訓，成為有證照的合格教保員；從第一位孩子開始接案，逐漸增加到現在的十五位孩子，原本感覺寬廣的空間也逐漸變成無比的擁擠。

從原本一個月只有賣出幾包米，又常常發生「碰包」現象，到現在一天平均出三十包上下的米，碰包情形也減少了，設備也更新了。回首這四年多來，可以說我每一天都是用血淚及生命在打造這個理想中的共伴家園，感謝大家對我的信任，讓購地勸募專款順利完成，並購置了兩塊建地，得以跨出希望的第一步。

孫爸不是A咖，也不是名人，只是想要讓這群想飛的毛毛蟲能夠飛起來，能夠自力更生，能夠有個共同事業，自食其力，能夠在父母走了之後，有個共同的大家庭而已。

還記得在去年三月份的時候，不知道是因為我們的努力漸漸被社會大眾看見，還是因為與疫情有關，近三週的訂單量一直在增加中。不論是哪一種原因，我們依然秉持著將好米分享給大家的觀念，快樂用心的將米分裝寄出。因為我們知道這是可行，可以實現孩子夢想的事業，當時我們只想盡快存夠購地款項，除了向社會大眾募款外，我們身為家長責無旁貸一定要先自助。

每逢週末休假日，家長都跳下來變成「黑天使」，分擔孩子的工作量，雖然這些家長經濟能力可能只夠三餐溫飽而已，難得的休假日可以在家休息，但他們卻寧可做這個一點工錢都沒有的工作（應該說是不願意拿一塊錢），也不想讓希望工程耽誤存款進度。

一位家長對我說：「孫爸，雖然我們沒錢，但是我們有一雙手可以來拚，不要讓社會大眾認為我們是弱勢家庭就只會伸手，不要因孩子這樣，就要求社會必須包容孩子，我們要讓人看見，弱勢也是可以站起來的。」

沒錯，這就是和我一起打拚的家長，目前也是協會的教保員，建立這種觀念是要不斷地自我增能。看到小作所堆積如山的池上一等米、一等香米及一等糙米，共一百四十八大袋，總重近四．五公噸，我們的空間確實太小了，需要自地自建來做整體規畫，使空間更

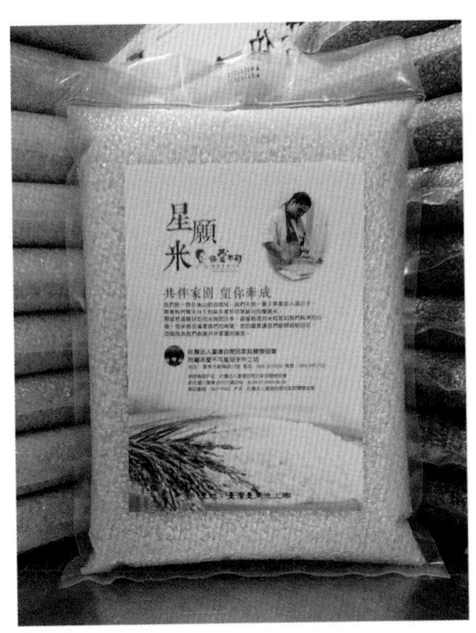

協會自創品牌星願米為學員們創造出屬於他們專有的共同事業。

寬，讓孩子的工作環境更好，真的很謝謝大家採購我們的星願米系列產品，並請大家以後繼續協助，幫我們推廣分享。

我的觀念是給孩子魚竿而不是給魚，讓他們自己賺錢請人照顧他們，請人幫他們行銷賣米，賣農產品，當我們構築生產中心後，就是開始要站起來的時候了。

這些日子感謝大家對我的信任，每一塊錢都是大家的託付，我一定會很珍惜每一塊錢，每一份情，每一份心。

共伴家園的第一步

二〇〇年時我剛投身服務自閉兒這個領域，當時有「前輩」家長跟我說，農場是最好的規畫。經過幾年後我發現，農場只是讓孩子們活動面積較大而已，但他們真的會去務農嗎？想想看我們自己願不願意在大熱天務農呢？實際上他們很怕熱，很怕曬，根本不會想做農活。

我不斷地思考與碰撞後，才發現原來在冷氣房內他們情緒最為穩定，而且情緒不會那麼高漲，再透過同儕間的互動而產生團體的約制力，與學習相互幫忙扶持，也就是在這樣的互動下，讓我思考出所謂的「共伴家園」模式，因為這條路是可期待，有可能性，而且是最能夠實踐的希望工程。

五年多來，協會從賣鳳梨酥及蛋黃酥起家，一直到現在販售十幾種優良的農產品。這一路上跌跌撞撞，我也不知道跌倒了幾次，我只知道，沒有時間讓我撫平傷痛，只能趕快的屁股拍拍，站起來往前走。更沒有多餘的時間可以讓我浪費，想想看，一轉眼所有的孩子都長大了，家長頭上也從烏絲變成白髮，更甚者變成無色，因為頭髮都禿掉了。

走了這麼多的路，經歷過那麼多的事物，所得到的心得就是：「羅馬不是一天造成的」及「天底下絕對沒有白吃的午餐」，所以真的不要去幻想，可以無緣無故就能得到別人的資助，或者政府會出資幫你蓋所需要的建物。

主要是需要幫助的弱勢族群太多、太多了，倒不如趁自己還健康的時候趕快行動，做一個有可期待性，有高度，可能實現的夢想。

非愛不可希望工程是我畢生的志業，共伴家園將來要落實——扶持真正的弱勢家庭，預計收案數為五十位，以臺東偏鄉、高風險、低收入家庭為主要收案標準，讓資源打入真正需要幫助的孩子及家庭，如今這已經不是夢想了，就剩最後一哩路了。

距離購地專案募款活動截止日的最後兩天，一位媽媽早上時特別到協會找我，對我說：「孫爸，謝謝你把我的女兒照顧得這麼好，我現在才知道購地專案募款截止日只剩下兩、三天，錢雖然不多，但這是我的一點心意，請您不要拒絕

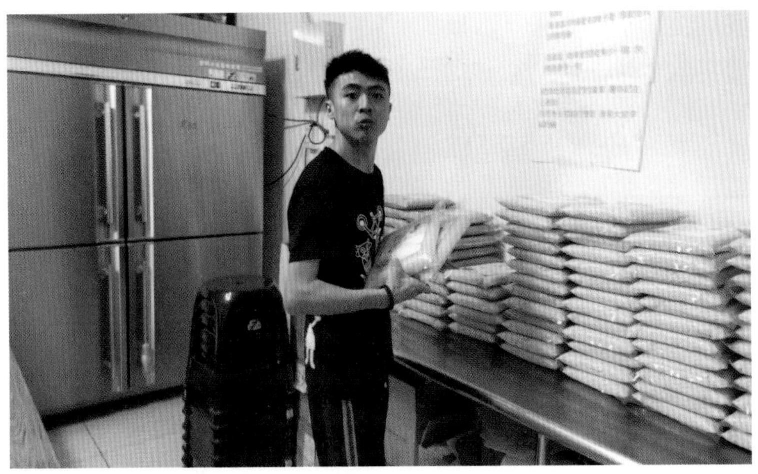

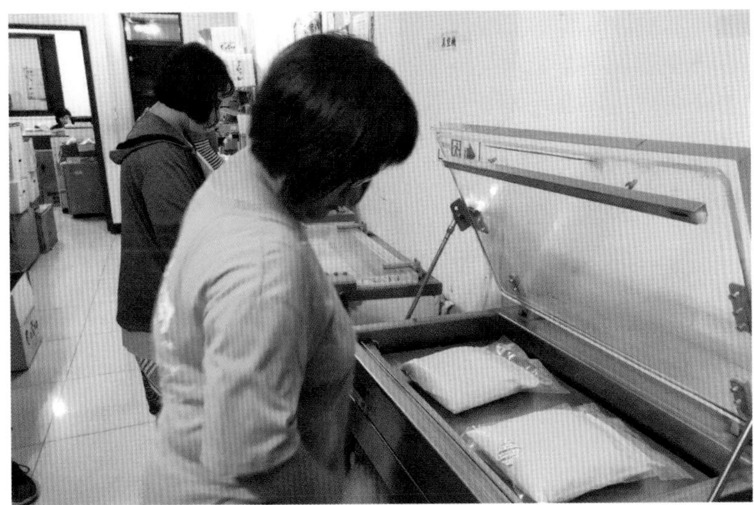

給孩子們釣竿教他們學會釣魚，是我一向堅持的理念，靠著自己的雙手走向陽光燦爛的未來，孩子們只要努力相信你們在未來的生命旅程一定會更精采。

我……」

我一算，這等於是她三分之二的薪水，這位媽媽是在餐廳服務，領的是基本工資，我一再退回，她又說了：「不認識我們協會的人都這樣幫我們了，更何況是我們自己的孩子呢？」

另一位單親家庭的孩子，住在偏遠的山區，有一天社工將其聯絡簿打開，看到一個紅包夾放在其中，立刻跟我說裡面有十來張千元大鈔，我趕緊電話聯繫家長。

媽媽說：「孫爸，謝謝你們照顧我的孩子，有很細心觀察到他的變化，有問題都會隨時通知我，孩子在你們那裡有長胖了，勸募購地是大家的事，若我們自己都不救自己，怎麼能期待別人願意救我們呢？」

這兩個家庭雖然並不是低收戶，他們只是有一個棲身之地而已，完全靠基本工資過日子。說實話，這些錢我真的收不下去，但是我必須要讓社會大眾知道，孩子們的家庭雖然窮，但是他們很懂得珍惜，也願意付出，歡迎大家一起來給孩子這根釣竿讓他們能夠站起來，他們缺的只是一個機會。

希望工程第一階段的購地計畫勸募活動，自一〇八年十一月二十二日起開始，至一〇九年十月三十一日為止，我們一共勸募了一千九百五十萬九千七百元，扣除買地、仲介費、代書費、規費、稅金及初步整地等等雜項開支後，購地結餘款為四百九十一萬二千零八十三元，這筆款項將作為生產中心工程使用。

這十一個月來，心情時常隨著數字變化而起伏不定，也怕會不會勸募金額過低，無法

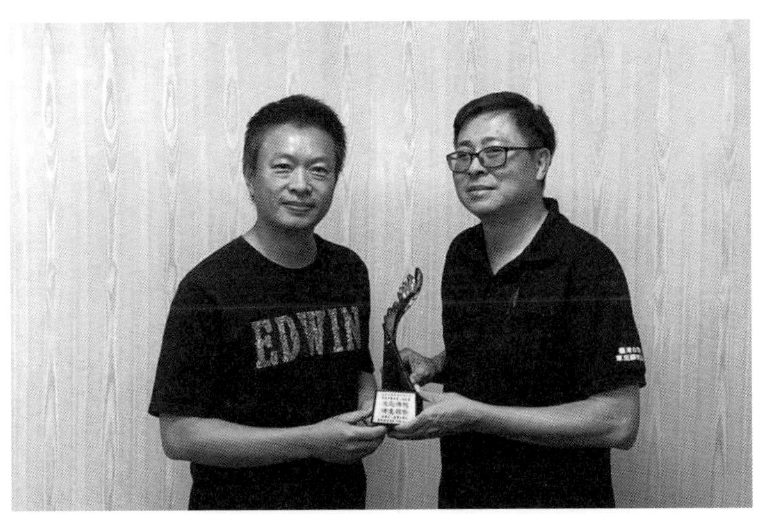

彰化的施先生因服役期間下部隊在臺東，因此非常了解臺東這些孩子的處境，其夫人生長於花蓮縣，因此他們與花東地區有特別的情感，在我們勸募購地時捐贈五十萬元幫助協會購地。

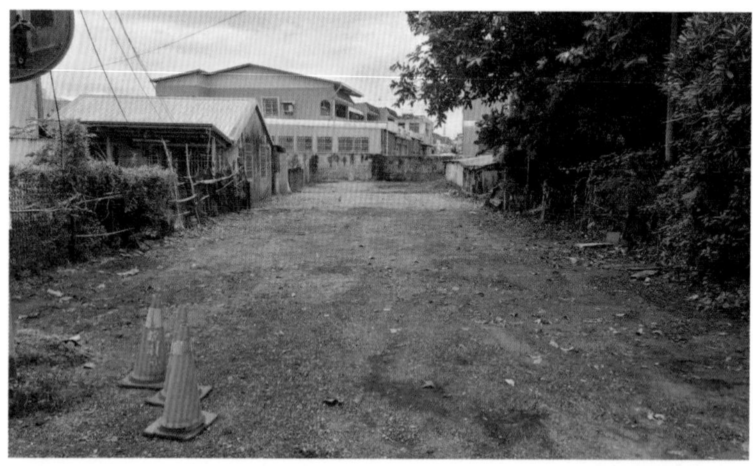

協會於一〇九年十月募款完成購置土地準備於一一〇年十一月動工興建日照大樓及生產中心，是希望工程共伴家園第一期工程預計將於一一二年二月竣工。

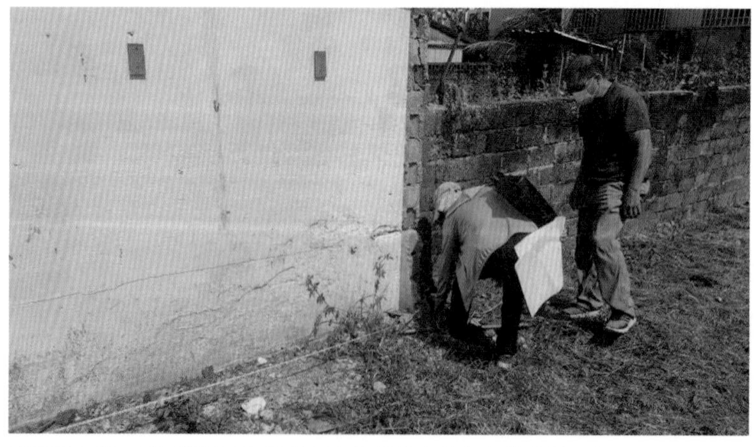

建築師夫婦一同頂著烈日在希望工程的基地上進行實地丈量工作。

有足夠的金額買到符合使用大小的用地。

這十一個月充滿著無數讓人感動落淚的故事，有來自海外及外商捐款，最大的單筆捐款是一位極為低調，不願透露大名的媽媽從國外捐贈十萬元美金，其次是來自美國的黃汝斌基金會三萬元美金及紐約燃燈基金會五千元美金，合計一〇四萬餘元，第三高則是來自一家彰化的貿易公司負責人施先生所捐的五十萬元。

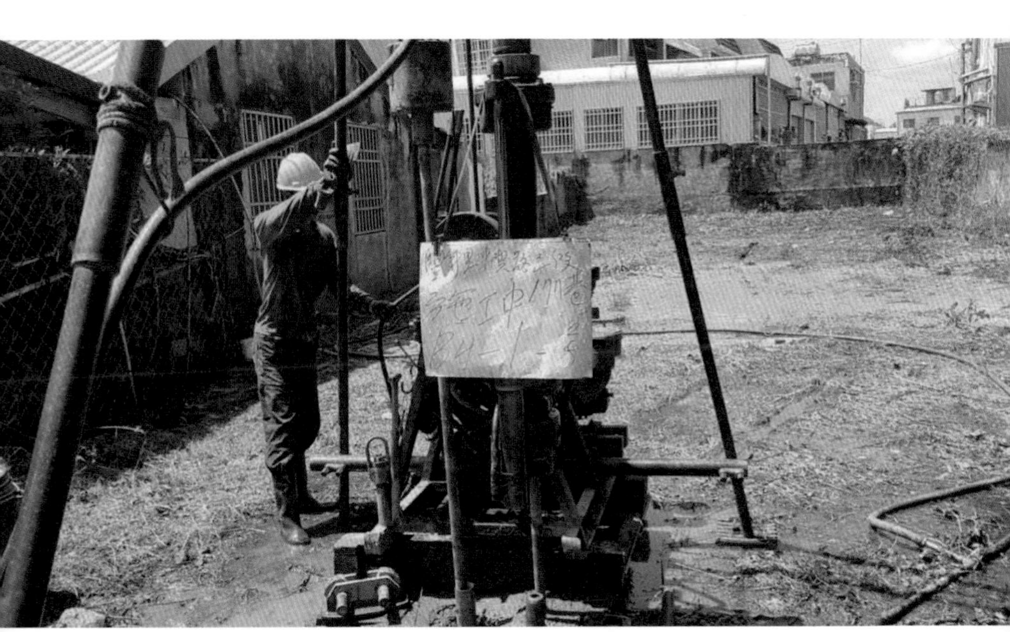

在希望工程基地內進行地質鑽探，距離實現理想越來越近了。

說起施先生，也是一個「揪甘心」的故事，在捐款截止日最後五天，我和往常一樣，在協會臉書上貼文，希望能夠把握最後時間為募款衝刺。正好施太太看到了我們的勸募活動，在倒數第二天匯進來一筆五十萬的款項，經過聯絡才曉得，原來施先生年輕時曾在臺東當兵，加上太太又是花蓮人，因此對於臺東一直有一份特別的感情。

後來我們正好要去彰化特教學校，於是便準備了感謝狀和一個水晶紀念牌去拜訪施先生，深聊之後才發現，原來他們早就是我們星願米的愛用者和長期以來的支持者，而施先生也了解臺東資源的匱乏，知道我們經營協會不容易，甚至還號召臺商購買星願米帶去菲律賓，他們不但固定買米，也經常小額捐款，一直默默支持我們，只是我們從來不知道。

施先生才四十幾歲，年紀輕輕便是一家貿易公司負責人，個性低調，又充滿正能量，默默行善卻不願曝光，也是我多次懇談和請託，才得到他的首肯將此事公開。

除此之外，大多數都來自大小捐款累積而成，也讓我明白「積少成多」、「聚沙成塔」的道理，這些金額中有無數個一百元、五百元的捐款，還有商店的零錢箱，以及婆婆媽媽們義賣粽子的全部所得，在此，也要再一次深深感謝每一塊錢的捐款人。

所幸這次購地都很順利，也遇到好的賣家及房仲業者，購買的建地低於市場價格甚多，我想這應該都是上天為孩子們所安排的吧！也讓我對得起所有捐款人，每一塊錢我都仔細的把關著。

所剩下來的結餘款約有四百多萬元左右，將全部轉為生產中心工程款之用，預計將建造兩百坪左右的生產中心及完備的各項教室。

「人必自助，而後人助」一直是我所堅持的原則，如果全部一直靠著社會大眾捐助而完成生產中心，那就與我所倡導的「自助人助」精神完全相左。我只是想做一個不一樣的協會，也希望讓社會對我們這樣的團體能有不一樣的看法。

取名為「非愛不可社區日間服務中心」

感謝這一年多來自各界愛心朋友的幫忙，讓我們購買建造此生產中心與日照中心所需的建地，未來將取名為非愛不可社區日間服務中心。

「非愛不可」是集眾人之力所完成，匯集大家對這裡每一位孩子的愛所成，也是承襲我們創會的精神對這群孩子非愛不可，非愛不可日間服務中心，主要就是提供這些孩子在日間時段能夠有一個學習生活自立與得到照護的處所，讓他們運用中心內的設備生產出商品而賺取金錢補貼家用，而父母親能夠安心在職場打拚使家中經濟不因為孩子無處可去而影響到家庭收入，讓家庭不用背負著沉重壓力，這就是我們希望工程第一期的任務所在。

我們於一一〇年一月即開始規畫，並委請高雄市鄭雅惠建築師事務所（高建開證字第C001955號）辦理此項工程設計監造。目前已開始前置作業申請既有巷道認定，已完成現場勘察並進入公告階段，預計四十五天後即可指定建築線，四月將進行地質鑽探，並於五月申請合併畸零地，七月確定建築線，申請建築執照，八月進行比價，十月舉行破土典禮隨即開工，預計於一一二年三月竣工，進行驗收並於同年五月落成啟用。

教養中心總建坪預計約為兩百五十坪，預計收案數為四十名心智障礙者，再加上原本協會既有的小作所共收案人數達五十位，讓這群踏出校園想飛的毛毛蟲們，能一起攜手，破繭而出成為美麗的蝴蝶。

目前協會約有四百九十餘萬的工程基金，加上這些年協會存款約三百

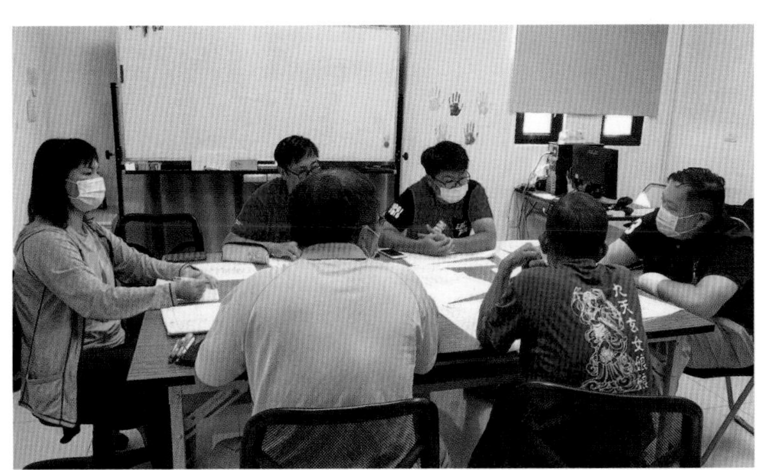

工程發包前，李成功經常由臺北搭機來臺東一日往返，建築師夫婦也是經常由高雄開車到臺東一日往返，召開各項工程會議。

餘萬，而總工程費約需兩千八百萬元，尚有缺口約二千萬元。加上這兩年因為疫情和全球經濟不景氣等種種因素，除了缺工和通貨膨脹導致建築材料不斷上漲，若再等待資金完備，屆時可能又追不上各種原物料及工資的漲幅，動工日勢必將遙遙無期，因此最後決定將採邊蓋邊募款的方式進行，以期不浪費任何一毛錢且不耽誤時間，於一一〇年十一月動工，這群孩子不容再浪費時間下去，再苦再累我都無怨無悔，歡喜接受，因為此時不做何時做呢？

「非愛不可希望工程」之日間照護工程圖，初稿經過幾次腦力激盪，雛型終於出來了，而希望工程小組的成員已經到位，分別是家長與癌友組成。

設計由鄭雅惠建築師負責，她是一位來自高雄的星兒媽媽，工程總顧問則是委請成功李擔任，他擁有二十餘年建築實務經驗，也是一直協助我們的好朋友。成功李是腎臟癌第四期的癌友，堅強樂觀正向是他給人的感覺，很高興有他們兩位的協助，我相信非愛不可希望工程一定能夠如期完成。

請大家祝福我們！

攜手同心，送愛到偏鄉

您買月餅我送偏鄉

去年在距離中秋節一個多月之前，臨時發起了一個「您買月餅我送偏鄉」的活動，當時活動才推出短短三小時而已，七百一十盒的綠豆椪禮盒便已迅速達標，見證了各地朋友對於偏鄉家庭的關懷，踴躍地熱心參與，這是我事先未曾預想過的情況。

起心動念是因為這一幕深深烙印在我心中，記得去年和孩子們一起製作蛋黃酥及鳳梨酥時，一位孩子對我說：「孫爸，我們家那邊都沒有糕餅店，所以月餅對我們來說是很難買到的，而且爸媽也不會去臺東市買回來給我們吃。」這孩子很天真，殊不知是因為他們從小的環境就不好，吃月餅簡直是一種奢求，說起來鼻頭就一陣酸……

我心想：「孩子你不知道，你父母親不是不去買，而是你家裡的經濟狀況使得他們不敢去買。」還記得當時那孩子很天真地說：「我現在在協會做蛋黃酥和

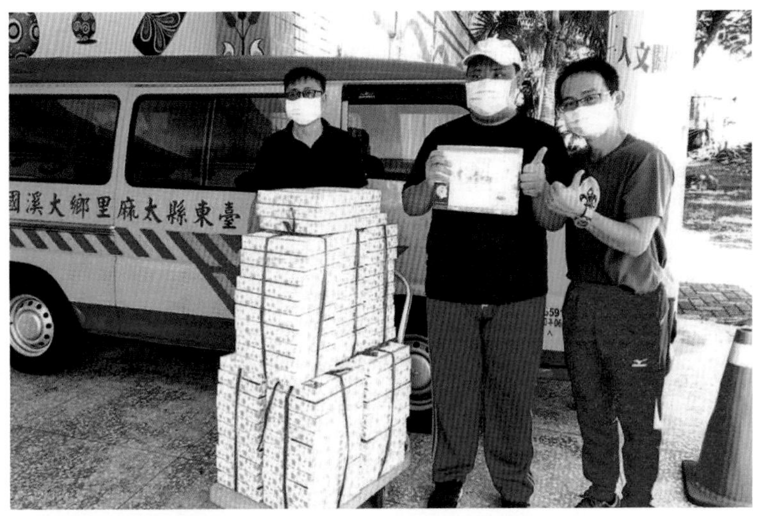

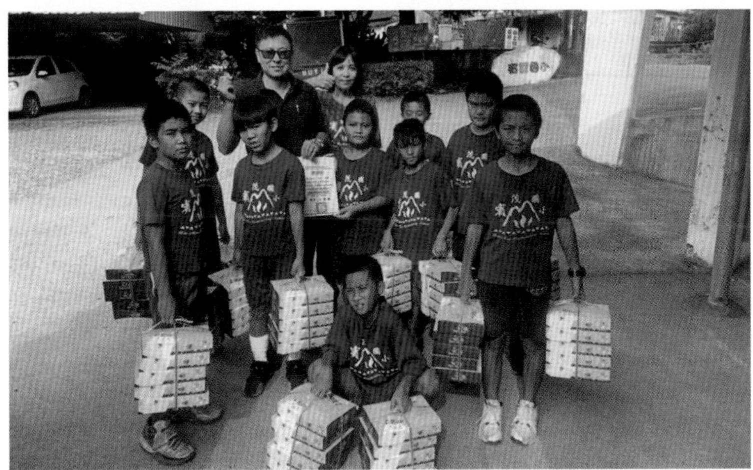

在一一〇年中秋節前我們募集了三千三百九十九盒月餅送至臺東縣偏鄉學校，將社會的愛推廣至偏鄉家庭。

鳳梨酥，可以帶回去和家人分享，我們家今年可以有月餅吃了……」

所以我決定要幫助更多的孩子也能吃到月餅，我知道，單憑我一個人的力量是無法完成的，因此才在臉書上懇請大家，在有餘力之下一起共襄盛舉，認購六顆裝綠豆椪月餅禮盒。每盒月餅的認購價格為兩百九十元，由我們負擔百分之五的發票稅金、運費，還有禮盒包裝，轉贈過程全部實況拍照公告。

首次以學校為單位，因為是第一次舉辦此活動，所以不敢送出太多所學校，先以五所小學含學前班為目標，總計七百一十盒。但因為活動過於匆忙，以致有一些遺珠之憾，再者，有很多好朋友也想要支持這項有情有義的活動，希望我再增加數量。

後來在網路上詢問大家的意見，於是在隔天再次追加數量。這項活動我因為號召了一群愛心糕點師傅投入，師傅們已經先行認購三十盒了，因此後續追加總數剩下五百四十三盒可認購，同樣也在短時間內被快速搶購一空。承蒙各位好朋友的支持，讓活動在短短兩天內，完成一千兩百八十三盒月餅禮盒的募集，把愛送到真正的偏鄉，一點都不浪費。

我們號召來的一位愛心糕餅師傅說：「孫爸你一盒要有六種不同口味：滷肉、肉餅、芋頭等等……會不會太厚本了？而且一盒才算兩百九十元，這樣做划算嗎？沒人這樣做的啦！」我算了一下，還真的一塊錢都沒賺到，甚至可能會賠本。不過我賺到的是這些偏鄉孩子的滿足感與幸福感就足夠了，長期以來，我們一直受到社會大眾的幫忙，不能只用營利的角度來看待此事。

大家就是信任我們會運用這些錢，做出最好的月餅來滿足這些孩子及家庭，站在我的立場而言，必須要把事情做到最完美，才能面對大家的託付。

在社福或者說弱勢團體打拚的這些年，剛開始，一直是在想如何寫計劃去向各慈善基金會或政府申請經費補助及四處募款。直到現在，也是大部分社福團體的經營生存方式，結果造成的是緩慢成長，甚至停滯不前，只能做一些相當有限的服務工作。

我一直在思考，何時這類團體才能不用募款，不再向社會大眾伸手。如果我們可以靠自己的力量站起來，這對整個協會及社會是正向發展的，將公益財流向其他弱勢族群，我們只要有夠用的經費就好，錢多了反而招致很多困擾及麻煩。

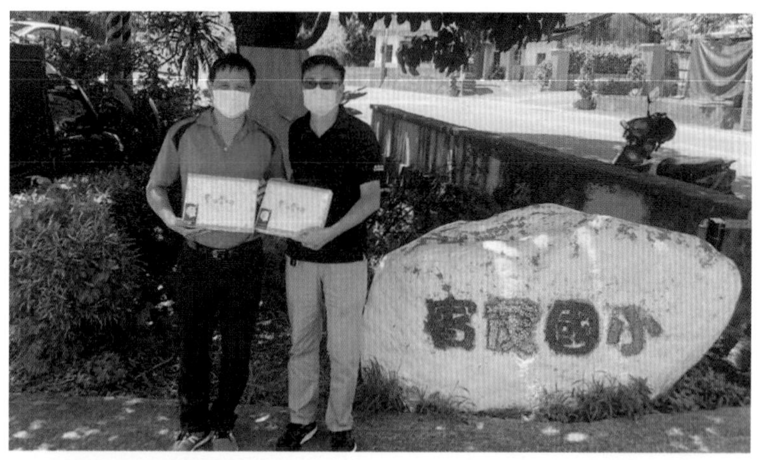

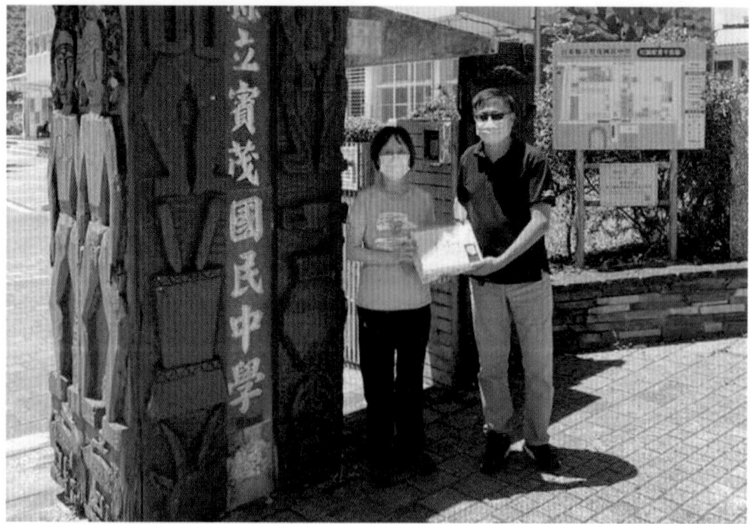

在一一〇年中秋節前我們募集了三千三百九十九盒月餅送至臺東縣偏鄉學校，將社會的愛推廣至偏鄉家庭。

協會也是受人幫助而起，如果我們將來能站起來自食其力，我想大家也是樂於看到我們能一切靠自己，不再向人募款，而且我們還必須要懂得回饋。希望過幾年後我們能夠站穩腳步，然後有能力回饋給其他需要的弱勢朋友。

沒想到，這麼快就出現了這個讓我們可以回饋的機會。

千里之行，始於足下

臺東幅員遼闊，此次最北端的學校是長濱國小，來回一百多公里的路程，最南端的學校是尚武國小，來回也是一百多公里，縱谷線內德高國小來回約一百公里，大概會倒貼這些油資吧！不過心中真的很滿足，因為我們能夠出力回饋。

但如果沒有大家願意相挺支持，就憑我怎麼能完成這次如此有意義的事呢？再一次深深表達我的謝忱。在兩天內盡快將所有的細節瑣事安排妥當，受贈的學校校長均很客氣的致電協會，表達學校全體師生感謝之意。

後來師傅們也將月餅禮盒的內容樣品做出來了，口味分別有：綠豆滷肉、紅豆沙、冬瓜肉餅、白豆沙、芋頭沙、綠豆沙等六種，只能用甘甜美麗來形容。而且這月餅只有義賣才有，不對外販售是因為絕對物超所值，市價一顆至少六十元以上，不過這樣的品質才能達到我們想要做此事的意義，隨即禮盒包裝也很快就選定好了。

中秋連假在十月一日開始，於是我們提前在九月二十五日一大早，就開始進行「您買月餅我送偏鄉」的活動。

首先到金峰鄉的賓茂國小送了二百零二盒（後來又增加了學前班的數量），是由高年級的小朋友們來幫忙搬，看到他們一臉幸福及興奮的感覺，心中感到無限滿足與喜悅，這就是真正的走入偏鄉。

第二站來到更偏遠的尚武國小，我們協會所販售的香菇就是出自尚武鄉境內，還好南迴公路已拓寬完成，不然真的不是短短距離而已，該校學生數較少，送出一百一十五盒，是所原住民國小，校長還特別集合孩子們到禮堂，解釋讓他們了解為什麼會有這月餅。校長說，這是全臺各地的叔叔、伯伯、阿姨所捐錢購買，請孫爸爸幫忙送到學校給大家，希望你們帶回家與家人分享，共度中秋佳節。

第三站帶著一百二十盒來到利嘉國小，林校長早已站在門口迎接著我們的到來，三言兩語簡單聊幾句話，因為趕貨中也不敢久留。林校長對特教生的付出在臺東是有目共睹的，利嘉國小也是原住民學校，孩子們活潑有創意，看到他們臉上洋溢出滿足的表情，心中就好高興，好滿足。

在教師節當天清晨，先送一百五十盒月餅至豐年國小，然後一路向北飛奔至七十公里外的長濱國小。偏鄉真的就是偏鄉，看到學校旁的紅土棒球場，就知道此地的孩子寄希望於棒球，各個都想成為職棒選手來改善家境。

接著來到以足球聞名的富岡國小，剛好協會同仁的女友在該校任職，而該校校長張能發是前豐年國小校長，也是改變我們協會的一位好校長。

猶記當時我至豐年國小報到的當天，他告訴我，你做的事攸關臺東自閉兒的未來，只要把公事該做的事情做好，其他你自己分配好時間，把這有意義的事情做起來，減輕這群孩子家庭的壓力，我支持你勇往直前，加油！就這樣，在這三年中，協會簡直是脫胎換骨。當天下午，豐年國小蕭淑倩老師就傳來一段孩子的感謝回饋影片，我想這是此次活動最有意義之處，也是最好的教育。

連續幾天都跑上百公里，走了幾所偏鄉小學校，隔天跑最後一趟花東縱谷和特教學校，以及身心障礙機構與團體，整個活動終於圓滿的告一段落了。大家所認購的月餅也依照約定送到偏鄉親手交給小朋友，謝謝各位好朋友的愛心，我們明年再來。

感覺今年的中秋節，內心洋溢著前所未有的幸福和滿足感，難怪大家都說能夠付出是一種幸福，孫爸今年真的是收穫滿滿，不但幸福加倍，連喜悅也加倍！

寒冬送好米

在去年十一月初，時序進入秋冬之際，不知道為什麼，總會不由自主一直想起當時送月餅到偏鄉小校的那些孩子們……

有一天上午，看到一筆十萬元的匯款入帳，匯款人的姓名很熟悉，像是一位固定捐款贊助給協會的善心人士，但是名字又有一個字不同，我心中猜測，難道是他們家的人嗎？於是馬上撥電話過去詢問，果真是他們夫婦所捐的。

電話那頭她告訴我，從這個月開始到明年二月為止，每個月她都會定期捐款，要我們協會幫她送十萬元的星願米到偏鄉給需要的家庭，讓他們可以安心過冬。

我一聽覺得會不會送的太貴了，萬一吃習慣了可就很難改回來了，於是委婉問她：「要送星願米這種等級的米嗎？可以送一百六十八元的平安米啊！這樣就可省一些錢……」

她回我說：「就送這一個冬天四個月的時間，況且，他們平時怎麼可能有機會吃到你們的好米呢？這世上不該因為是弱勢，而失去吃好米的機會，施予就要捨得，我也希望他們將來能靠自己的力量買好米來吃。就這樣做，反正我相信你會幫我把這事情辦好……」

電話這端我聽了好有感，為什麼弱勢家庭只能吃舊米，我們都不吃了卻要他們吃，而且還希望他們感激的吃，冬天吃好一點的米哪裡不對呢？

我因此也受到了啟發，我心想這樣基本每個月的量已經有四、五百包，如果我能湊足一千包按月配送，不就可以讓這些偏鄉的孩子吃到暖呼呼的星願米嗎？既然如此，那我為什麼不邀請更多朋友一起來做這件有意義的事呢？讓這個寒冷的冬天，更多偏鄉地區的家庭都能收到來自大家的愛心，吃到我們臺東當地真正的好米。

況且越到冬天，氣溫也越來越低，米飯是一些經濟困難家庭用來溫飽的必需品。每年十一月至隔年的二月，這四個月期間也正是臺灣最冷的時候，但若只有單次的捐米，對這些家庭而言則會有斷糧的危機產生，如果能夠持續幾個月把米

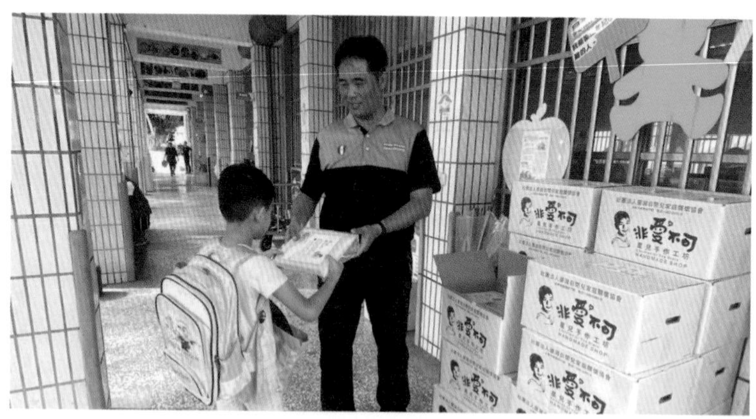

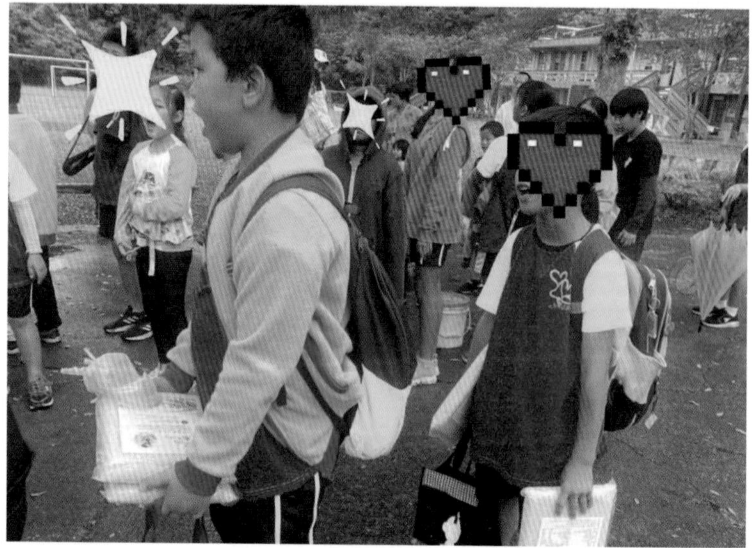

一〇九年十一月我們發起偏鄉送好米活動，每月募集一千包星願米送至偏鄉，幫助弱勢學童度過寒冬。

送給需要的家庭，至少也能讓他們安心到過年。

所以這次星願米送偏鄉，我決定先從南邊的學校送起，並請學校調查真正有需要的家庭，每包兩公斤，每個家庭四包共八公斤。用此方式即便捐一包星願米也不需運費，如此才會有更多人的參與。我們將會持續進行到二月底，目標每月一千包，總計需要四千包，這四個月冬天，讓這些偏鄉弱勢的家庭能夠吃到這優質的星願米。

根據初步調查，以安溯國小、尚武國小、長濱國小為主，總數量為四百五十五包，希望藉由此次送米至偏鄉的活動，揭開寒冬送暖的序幕。將於十一月中開始配送至南迴線及花東海岸線的特偏小校，請校方轉贈至經濟弱勢學生家庭。我們透過學校端讓資源真正進入偏鄉，使寒冬送暖清楚的讓大家明白所捐的星願米送到何處，我想這才是一個負責任的態度。

我們送好米讓這些家庭在春節團圓時可以吃到，希望收到資源的這些孩子們，將來也能回饋於社會，更希望他們將來能翻轉站起來。孫爸代替這些特偏的孩子們謝謝大家的協助，一個月兩千公斤，四個月等於是八千公斤，我不知道這個目標是否能夠順利達成，但至少第一個月的兩千公斤已完成了，我相信善的循環會持續不斷，臺灣最美的風景，無處不在。

十一月份的配送單位和數量，均為一包兩公斤裝的星願米，總計一千包，共兩千公斤，分別送到以下單位：

尚武國小　兩百包
安朔國小　一百五十包
長濱國小　兩百包
新興國小　一百五十包
特教學校　一百五十包
富岡國小　一百五十包

而我們第二個月的米也很快在十二月初達成目標，剛好在同一天上午由一位愛心朋友認購一百包，下午則是另一位朋友認購兩百九十五包，竟然就這樣意外達標了，非常感謝大家共襄盛舉，十二月份的星願米也於十二月二十日前配送完畢。

讓我們將這份愛繼續傳遞下去，讓這群孩子整個冬天都能吃好米。一百元就可以參加此項活動直到農曆春節過後，將在國曆二月底截止。目前我們已經走了一半的路了，總數量八千公斤的星願米，截至今天剛好完成一半，送到哪個偏鄉我們都有紀錄，公開透明責信是我們做事的標準程序。

每次送米，我們都會帶著幾個協會的孩子一同前往，一方面讓我們協會的孩子們曉得，即使他們有殘缺，但我們仍然能夠付出和給予，也讓接受捐贈的小朋友了解，同樣處於弱勢的環境，別人能夠付出，將來他們一定也能，我想這對於兩邊都是一種很好的相互學習機會與經驗。

十二月送米時，特地帶兩個孩子去了一趟花東海岸線，不但溫度低之外，還有陣陣強大的海風襲來，真有那種寒風刺骨的感覺。但也讓我覺得寒冬送好米至海岸線偏鄉小校是一件對的事情，而且是必須要去做的事，我相信集合大家的愛，一定能夠完成這件美好的事情。看到孩子身上抱著星願米，在下著雨的冬天校園內，有種說不出的感動，謹代表受贈家庭向大家說句謝謝，萬分感激。

有人問我：「孫爸，你們協會不是缺工程款還在籌措，為何還做此事呢？」

我都一律回答大家：「這件事比工程款重要多了，特偏鄉小校直接受到海風吹襲，我們家的孩子們目前照顧的都還可以，至少他們吃穿不用愁。」

值得感恩的是，在平安夜那天，「寒冬送好米」的活動圓滿落幕，真心感謝大家的鼎力支持。原本到當天晚上九點，尚缺九十一包即可完成第四個月的目標，總計缺少經費兩萬多元，剛好斗立科技有限公司捐贈剩餘所需經費，完成這美好的事情，顯得格外具有意義。

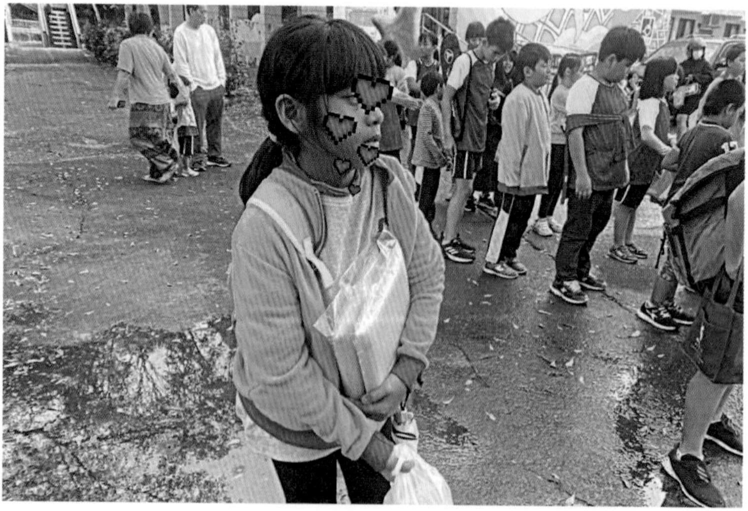

一〇九年十一月我們發起偏鄉送好米活動，每月募集一千包星願米送至偏鄉，幫助弱勢學童度過寒冬。

我覺得「寒冬送好米」這件事，最值得的應該是對於很多人來說，都具有相當特別的啟發和教育意義，不論是對於我，對協會的孩子們，以及許多受贈的學校和家庭，至少這一個冬天，心是暖的，東部海岸線的風感覺似乎沒有那麼冷了。

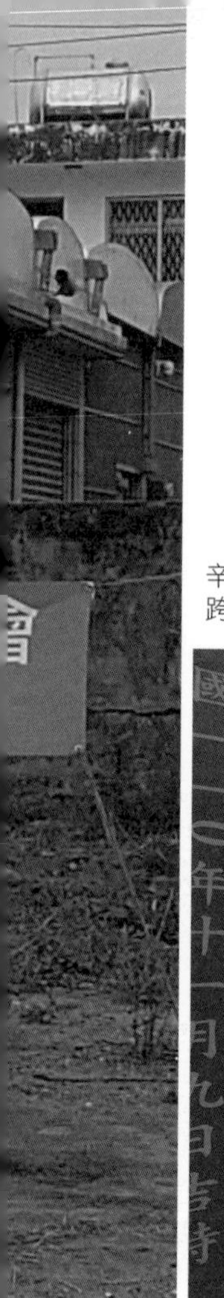

辛苦五年多，終於在一一〇年十一月九日孩子們的第一期希望工程動工了，跨出落實夢想的第一步。

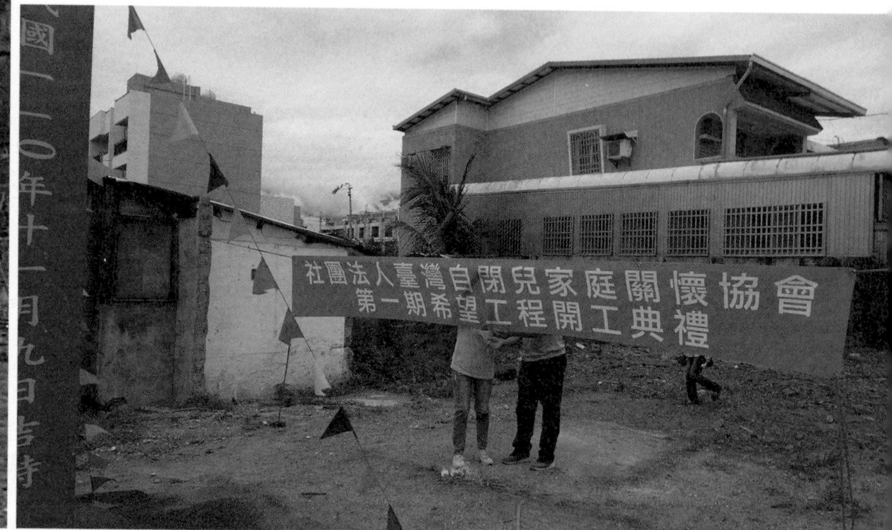

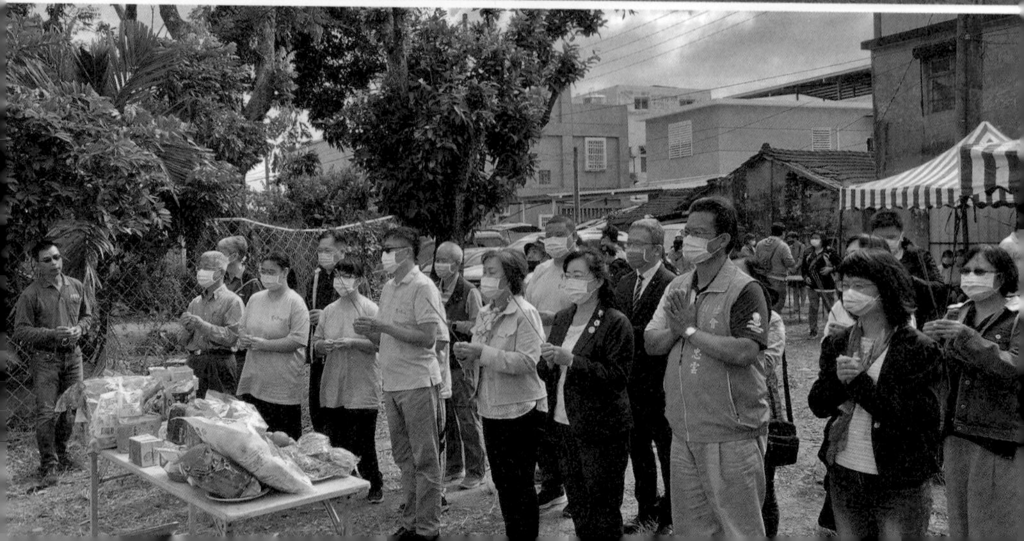

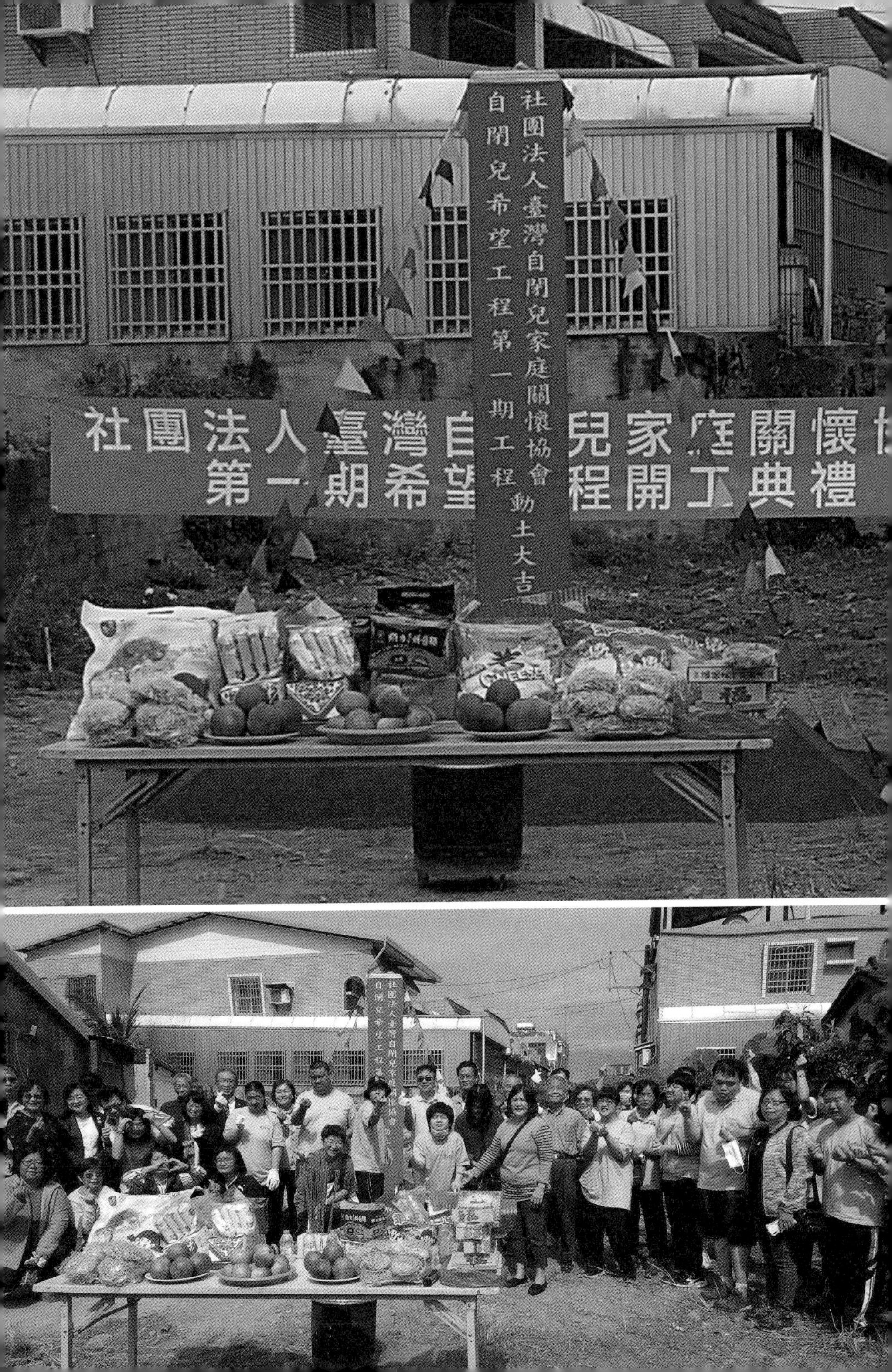
社團法人臺灣自閉兒家庭關懷協會
自閉兒希望工程第一期工程 動土大吉
社團法人臺灣自
兒家庭關懷協
第一期希望
程開工典禮

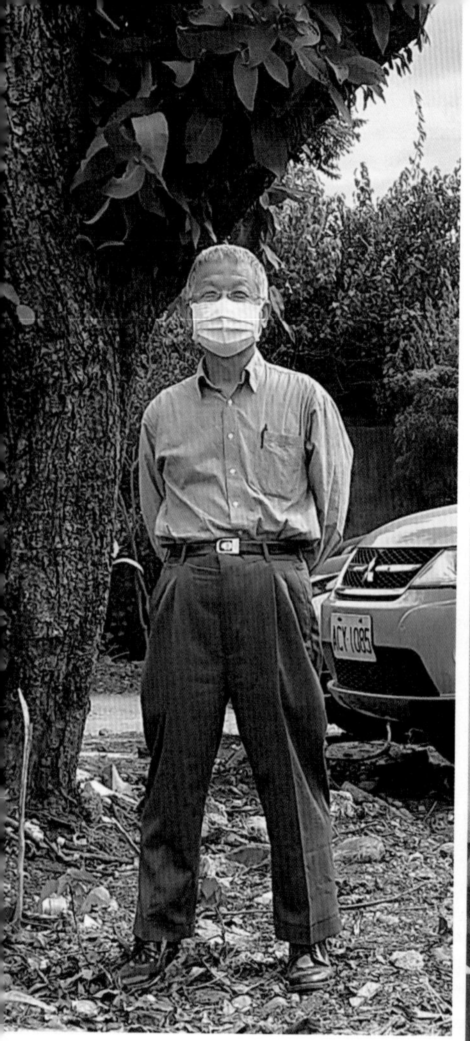

臺北市立聯合醫院中醫部昆明院區許中華院長所率領的中華芸生會與寬心癌症關懷協會是我們最大的支持者，院長常說我的任務是要把你身體照顧好，讓你可以去照顧更多的孩子，開工典禮的那天他特地從臺北趕來祝福我們。

與嘉賓好朋友及孩子們鏟下希望工程歷史性的第一鏟。

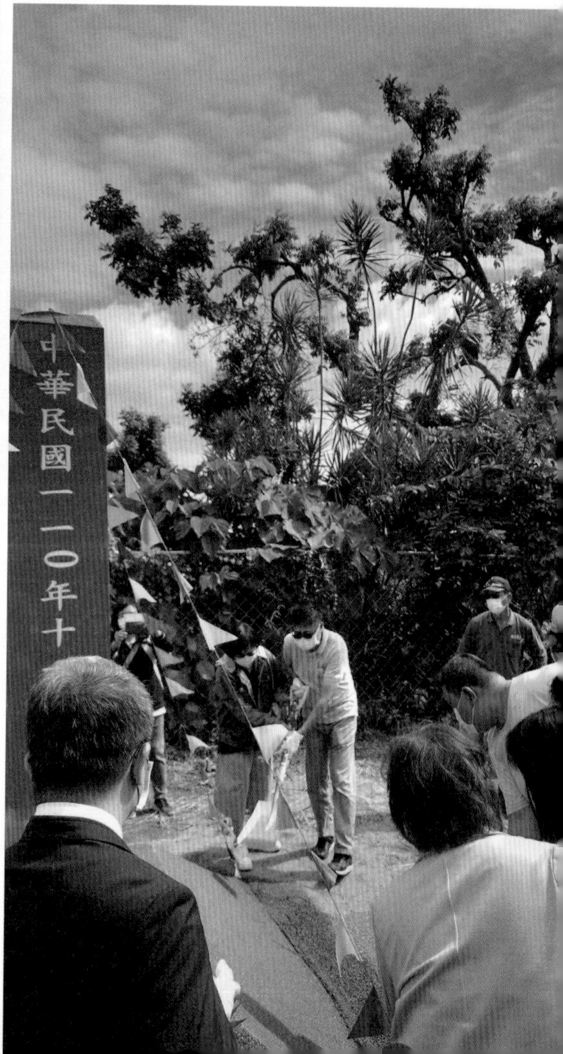

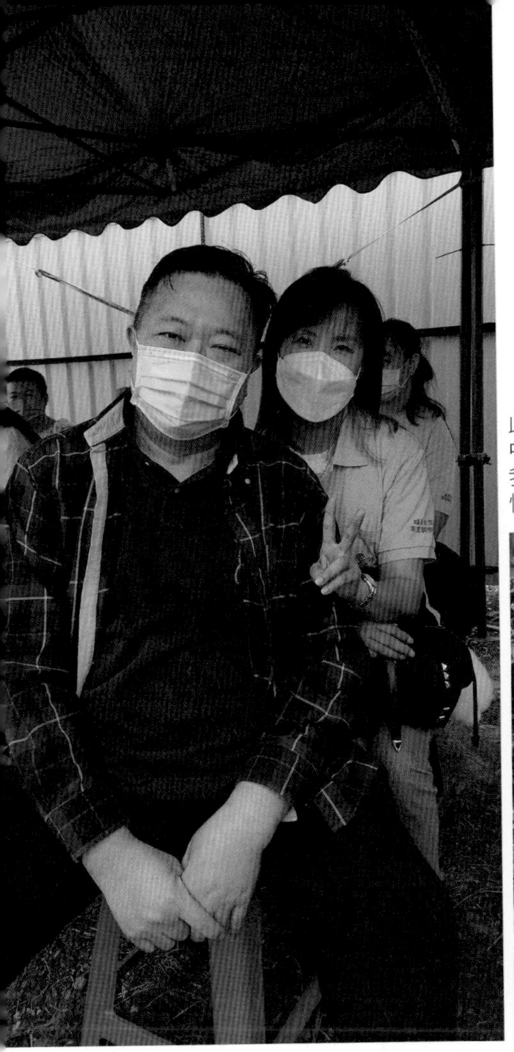

李成功伉儷是非愛不可希望工程最大的付出者，他是一位小兒麻痺患者也是腎臟癌第四期的癌友，開工前半年他們每個月至少來臺東兩次，交通食宿完全自費，他將一生的專業及實務經驗無私地投入此項工程，也常帶著孩子們去大快朵頤，也因為他全心無私地投入而使我們至少節省三百萬元以上的工程費用。

此生最感謝的呂秀蘭園長及他女兒我孩子口中的璨瑜姑姑，若沒有他們一直支持著我，我們絕對走不到今天，這已經是超越家人的情感了，我與孩子一輩子的大恩人。

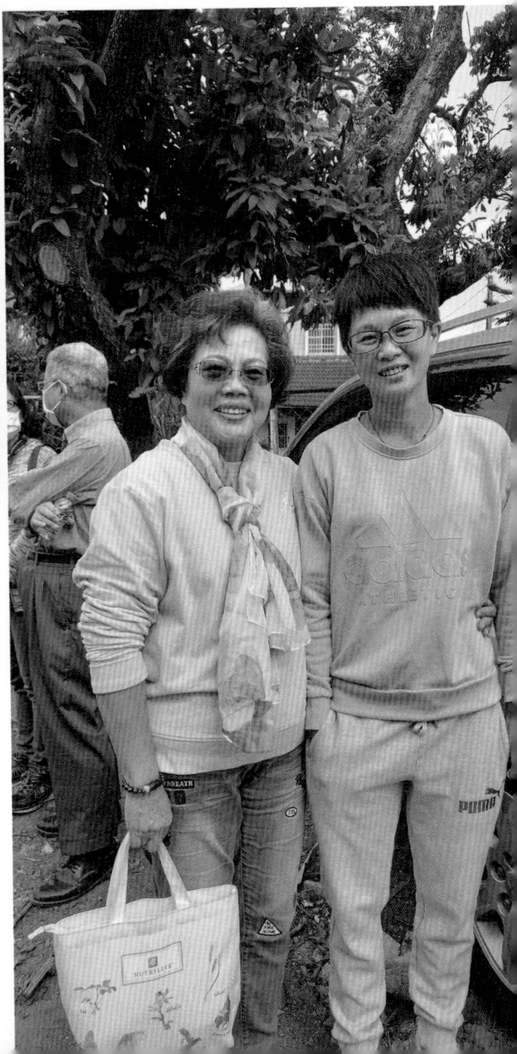

Y 角 度 0 2 7

破繭而出的蝴蝶

國家圖書館出版品預行編目 (CIP) 資料

破繭而出的蝴蝶 / 孫中光著 . -- 初版 . -- 臺北市 : 健行文化出版事業有限公司出版 : 九歌出版社有限公司發行 , 2022.02
面； 公分 . -- (Y 角度 ; 27)
ISBN 978-626-95562-4-3(平裝)

1. 自閉症 2. 通俗作品

415.988 110021892

作　　者── 孫中光
責任編輯── 曾敏英
發 行 人── 蔡澤蘋
出　　版── 健行文化出版事業有限公司
台北市 105 八德路 3 段 12 巷 57 弄 40 號
電話／ 02-25776564・傳真／ 02-25789205
郵政劃撥／ 0112263-4

九歌文學網 www.chiuko.com.tw

印　　刷── 前進彩藝印製有限公司
法律顧問── 龍躍天律師 ・ 蕭雄淋律師 ・ 董安丹律師
初　　版── 2022 年 2 月
定　　價── 380 元
書　　號── 0201027
I S B N ── 978-626-95562-4-3
9786269556250 (PDF)